KB166778

대사증후군을 극복하는 음식편
불면증

꿈이있는집플러스

불면증

최고의 수면을 위한 간편한 집밥

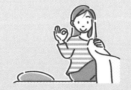

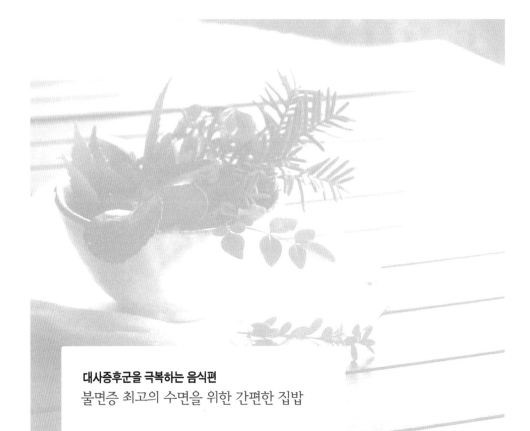

대사증후군을 극복하는 음식편
불면증 최고의 수면을 위한 간편한 집밥

초판 1쇄 인쇄 – 2024년 5월 4일
편 저 – 동의보감 약초사랑
편집 제작 – 행복을만드는세상
발행처 – **꿈이있는집플러스**
발행인 – 이영달
출판등록 – 제2018-14호
서울시 도봉구 해등로 12길 44 (205-1214)
마켓팅부 – 경기도 파주시 탄현면 금산리 345-10(고려물류)
전화 – 02) 902-2073
Fax – 02) 902-2074

ISBN 979-11-93706-01-5 (03510)

대사증후군을 극복하는 음식편

불면증
최고의 수면을 위한
간편한 집밥

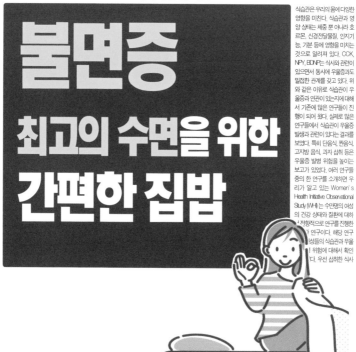

식습관은 우리의 몸에 다양한 영향을 미친다. 식습관과 영양 상태는 체중 뿐 아니라 호르몬, 신경전달물질, 인지기능, 기분 등에 영향을 미치는 것으로 알려져 있다. CCK, NPY, BDNF는 식사와 관련이 있으면서 동시에 우울증과도 밀접한 관계를 갖고 있다. 위와 같은 이유로 식습관이 우울증과 연관이 있는지에 대해서 기존에 많은 연구들이 진행이 되어 왔다. 실제로 많은 연구들에서 식습관이 우울증 발생과 관련이 있다는 결과를 보였다. 특히 단음식, 짠음식, 고지방 음식, 과자 섭취 등은 우울증 발병 위험을 높이는 보고가 있었다. 여러 연구들 중의 한 연구를 소개하면 우리가 알고 있는 Women's Health Initiative Observational Study (WHI)는 수만명의 여성의 건강 상태와 질환에 대해 전향적으로 연구를 진행한 연구이다. 해당 연구 성들의 식습관과 우울 위험에 대해서 확인 다. 우선 섭취한 식사

당신은 왜 잠을 잘 못잘까요? 건강한 수면과 최고의 수면방법!

꿈이있는집플러스

한국인의 수면시간이 여전히 세계인에 비해 짧은 편이다. 국민건강보험공단에 따르면 한국인의 하루 평균 수면시간은 7시간 41분으로 OECD 국가 중 최하위에 속하는 것으로 나타났다. OECD국가 평균 수면 시간 8시간 22분과 비교하면 한국인의 수면시간은 약 41분이 부족한 상태이다. 또한 수면 만족도 또한 낮은 편이다. 한국인 수면 만족도 또한 5점 만점 평균 2.87점에 불과했고 많은 사람들이 수면부족과 수면의 질 저하라는 동시 이중고에 시달리고 있다.

인생의 3분의 1을 차지하는 수면. 그만큼 일상생활을 유지하는 데 중요한 부분을 차지하고 있지만, 날이 갈수록 수면장애를 겪는 환자들은 늘어나는 추세다. 국민건강보험에 따르면 2022년 수면장애 진료 인원은 109만 8천819명으로 110만 명에 육박했다. 수면장애는 선진국병이라고 불릴 정도로 현대인의 대표적인 고질병 중 하나로 꼽히고 있다.

수면장애는 널리 알려진 불면증, 수면무호흡증 등 80여 가지나 된다. 그런데 전문가들은 우리 사회가 수면의 중요성에 대해 지나치게 가볍게 생각하는 경향이 있다고 지적한다. 예전부터 잠을 줄여가며 공부하고, 일하는 걸 미덕으로 여기는 문화 때문이다. 하지만 운동과 먹거리만큼이나 수면의 질은 건강에 절대적 영향을 끼친다. 게다가 수면장애는 개인의 의지로 해결하는 데 한계가 있는 질환인 만큼 적극적 치료가 필요하다. 졸음운전으로 빚어지는 사고나 각종 산업재해도 수면장애로 인해 발생하는 사회적 비용이라고 할 수 있다.

수면장애는 널리 알려진 불면증, 수면무호흡증 등 80여 가지나 되며 수면의 중요성이 크게 변화하고 있다. 불면증에 좋은 운동과 집에서 활용할 수 있는 식생활 개선으로 수면의 질을 높여야 한다. 아울러 불면증에 좋은 간편한 집밥과 운동에 많은 도움이 되길 바란다.

차 례

Chapter 01
당신은 왜 편안하게 잠을 자지 못할까?

Chapter 02
불면증이란?

Chapter 03
불면증에 효과적인 우리가 몰랐던 영양소와 음식

Chapter **07**
불면증에 좋은 운동

Chapter 08
여성이 겪는 불면증은 무엇일까?

Chapter 09
노인 불면증은 무엇일까?

Chapter **10**
어린이의 수면장애은 무엇일까?

당신은 **왜 편안하게 잠을 자지** 못할까?

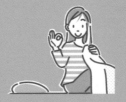

잠을 불러오는 메커니즘은

무엇일까?

잠을 불러오는 메커니즘은 무엇일까?

 수면부족과 불면증은 분명 다르다. 요즘엔 일이 걱정이 되고 그래서 잠을 좀처럼 잘 수가 없다고 말하는 사람들이 많고 지금 이런 사람들이 늘어나고 있는 현실이다. 시대의 흐름에 따라 스트레스가 많은 시대에는 밤에 잠을 자지 못하는 사람이 늘어나는 것도 당연한 현상이다. 잠자리가 나빠 한밤중에 눈을 뜨기도 하고 아침에 일어나도 수면에 대한 만족감을 얻을 수 없는 것만으로 불면증이라고 말하지는 않는다. 얼핏 보면 수면 부족과도 비슷한 상태인 것 같지만 수면 부족은 불면증과는 근본적으로 다르기 때문이다.

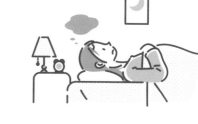

 어떻게 해야 잘 잘 수 있을까. 그 원인을 찾아보면 크게 둘러 나눌 수 있다. **빨리 자야 한다는 관념에 사로 잡혀 지나치게 신경 쓰고 있는 신경성 불면증과 그리고 몸의 병에 원인이 있는 경우의 불면증의 경우**이다.

사람은 왜 잠을 자야 할까?

 우리가 수면을 얻기 위해서는 몇 시간 동안 잠을 자야 할까? 불면증으로 고민하고 있는 사람뿐만이 아니라 누구나 이런 의문을 한 번은 가진 적이 있을 것이다. **일반적으로 사람의 수면 시간은 7~8시간을 기준으로 하여 그보다 조금 적으면 수면 부족이라고 하는데 사람에 따라 개인차가 상당히 크기 때문에 몇 시간 자면 충분한가 하는 기준을 정하기가 어렵다.** 7~8시간을 자야 좋은 사람이 있고 5~6시간을 자야 편안 사람들도 있듯이 사람마다 환경마다 기준이 달라서 어려운 것이다. 이와 같이 수면에는 아직 미지의 부분이 많다. 다면 그 연구가 현재 진행되어 분명해지고 있는 부분도 많다. 그 대표적인 것이 렘수면과 논렘수면이다.

바로 잠이 오게 하는 마사지 포인트

단전은 배꼽의 2~5cm 정도 아래쪽에 있는 경혈이다. 교감 신경을 진정시키고 심신을 편안하게 하여 수면에 들게 하고, 혈액 순환과 이뇨 촉진에도 효과가 있다고 하는 경혈이다.

책상다리를 한 상태에서 단전의 위치를 의식하면서 양손을 배에 포개어 놓고 심호흡을 한다. 밀어넣지 않고 살짝 감싸주는 이미지로 힘을 빼면 효과적이다.

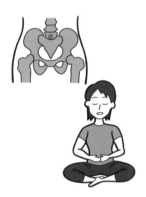

취침시간보다 30분~1시간 전의 실시하며 마음을 편안하게 하고, 그대로 잠을 잘 수 있는 방에서 한다. 천천히 심호흡을 하면서 누르며 마사지 할 때 정확한 위치에 구애받지 말고 기분 좋을 정도로 하며 통증으로 느끼지 않도록 부드럽게 눌러준다. 1회당 3~5초, 3~5회 정도를 한다.

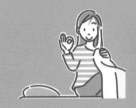

논렘수면은 무엇일까?

논렘수면은 무엇일까?

 사람의 수면 중 뇌파를 측정해보면 뇌파라는 것은 인간이나 동물의 뇌에 발생하는 마이크로볼트(1볼트의 100만분의 1) 단위 당 미약한 전기 현상으로, 뇌파계를 사용하여 이것을 증폭시켜 기록한다. 이 뇌파는 수면의 깊이를 알 수 있는데, 자고 있는 사람에게 소리를 들려주고 잠을 깨는데 필요한 소리의 크기를 가하거나 또는 음자극을 시작한 뒤, 깨기까지의 시간을 측정하여 이것을 수면 심도의 기준으로 삼고 있다. 머리의 피부 표면에 작은 전극을 붙이고 있는 것만으로 수면의 깊이를 연속적으로 측정할 수 있는 뇌파의 발견이 수면 연구에 비약적인 진보를 가져 온 것이다.

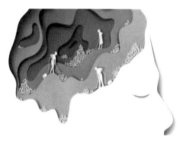

노램수면 동안 뇌늬 노폐물이 청소가 된다

렘수면과 논렘수면의 수면 질은 차이는 무엇일까?

 잠에 들었을 때 눈동자의 움직임이 있느냐 없느냐에 따라 렘수면과 논렘수면으로 나뉜다. 흔히 **렘수면은 얕은 잠이고 논렘수면은 깊은 잠으로 표현**한다. 렘수면 시에는 두뇌 운동이 활발하고 학습했던 내용들을 정리하면서 기억하기 위해 여러 가지 활동을 하기 때문에 잠을 자면서 꿈을 꾸거나

잠꼬대를 하기도 한
다.

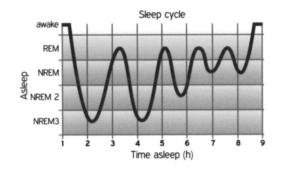

논렘수면은 보통 4단
계로 나뉘며, 맥박과
호흡이 서서히 느려
지고 근육이 이완되
며 조직의 성장과 회
복이 이루어진다. 이때 **성장호르몬이 분비되는 중요한 작용이 이루어지며** 그 후에
렘수면이 시작된다. 보통 90분의 주기로 렘수면과 논렘수면을 번갈아 경
험한다.

개개인의 수면 깊이의 차이는 무엇일까?

우리는 스스로 깊은 잠을 잔다고 느낀다 하여도 사실은 **얕은 잠과 깊은 잠
을 번갈아가며 반복**한다. 렘수면과 논렘수면을 반복하며 각 수면 단계의 비
율이 개인마다 다르기에 당연하게 차이가 발생하기도 한다. 많이 자더라
도 잠을 나눠서 자면 적절한 주기를 반복하지 못해 더 피곤할 수 있다. 그
래서 깊은 수면을 위해서는 규칙적인 취침 및 기상 시간이 굉장히 중요
하고 무엇보다 잠에서 깨어났을 때 편안해진 느낌을 받을 수 있느냐가
매우 중요하다.

바로 잠이 오게 하는 마사지 포인트

내관은 양쪽 손목 근처에 있는 혈자리이다. 자율신경의 균형을 잡아주고 편안한 기분을 느끼게 해준다. 내관은 손목을 구부렸을 때 생기는 가장 굵은 옆주름 중앙에서 팔꿈치를 향해 엄지손가락 2개만큼 이동한 곳에 있다. 누르면 톡 쏘는 자극을 느낄 수 있으므로 엄지손가락으로 부드럽게 수직으로 눌러 준다.

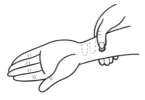

취침시간보다 30분~1시간 전의 실시하며 마음을 편안하게 하고, 그대로 잠을 잘 수 있는 방에서 한다. 천천히 심호흡을 하면서 누르며 마사지 할 때 정확한 위치에 구애받지 말고 기분 좋을 정도로 하며 통증으로 느끼지 않도록 부드럽게 눌러준다. 1회당 3~5초, 3~5회 정도를 한다.

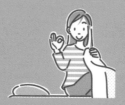

논렘수면의 특징을 알아보자

논렘수면의 특징을 알아보자

- 빠른 안구 운동이 없다.(렘수면 시에 빠른 안구의 운동이 있다)
- 근육이 이완된다.
- 뇌파가 느려진다.
- 체온이 떨어진다.
- 혈압과 호흡이 안정된다.

논렘수면의 역할은 무엇일까?

- 신체적 회복을 시켜준다.
- 기억 저장을 한다.
- 면역력 강화시킨다.
- 인지 기능 개선한다.

논렘수면의 단계를 알아보면

논렘수면은 1단계부터 4단계로 나뉘는데, 각 단계별 특징은 다음과 같다.

1단계

가장 얕은 수면 단계로, 깨어날 가능성이 높다. 근육이 이완되기 시작하고, 뇌파가 알파파에서 세타파로 변한다.

2단계

1단계보다 깊은 수면 단계로, 깨어날 가능성이 낮아진다. 근육이 더 이완되고, 뇌파가 세타파에서 델타파로 변한다.

3단계

더 깊은 수면 단계로, 깨어날 가능성이 극히 낮다. 근육이 완전히 이완되고, 뇌파가 델타파로 변한다.

4단계

가장 깊은 수면 단계로, 깨어날 가능성이 거의 없다. 근육이 완전히 이완되고, 뇌파가 매우 느린 델타파로 변한다.

논렘수면의 중요성은 무엇일까?

논렘수면은 신체적, 정신적 건강에 필수적인 요소이다. **논렘수면은 신체의 성장과 회복에 필요한 호르몬을 분비하고, 기억과 학습에 중요한 역할**을 한다. 또한, 면역력 강화와 인지 기능 개선에도 도움이 된다.

논렘수면의 부족하면 나타나는 증상들

- 피로감
- 집중력 저하
- 기억력 저하
- 기분 변화
- 우울증
- 불안 등이 나타난다.

논렘수면을 충분히 취하기 위한 방법은 무엇일까?

 최근 논렘수면의 역할에 대한 연구가 활발히 진행되고 있다. 논렘수면은 기억 저장, 면역력 강화, 인지 기능 개선 등 다양한 기능을 하는 것으로 밝혀졌다. 또한, **논렘수면의 부족은 치매, 우울증, 불안 등 다양한 질환의 위험을 증가**시킬 수 있는 것으로 나타났다.

 논렘수면은 신체적, 정신적 건강에 필수적인 요소이다. 충분한 논렘수면을 취함으로써 건강을 유지하고 삶의 질을 향상시킬 수 있다. 그러기 위해서는 규칙적인 수면 습관을 갖고 매일 같은 시간에 잠자리에 들고 일어나는 습관과 잠들기 전에 카페인과 알코올을 피하면서 잠자리에 들기 전에 편안한 환경을 만드는 것이 중요하다.

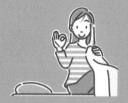

렘수면이란 무엇일까?

렘수면이란 무엇일까?

렘수면(Rapid Eye Movement sleep)은 수면의 한 단계로, 안구가 빠르게 움직이며 꿈을 꾸는 단계이다. 렘수면은 수면의 전반부에 비해 후반부에 더 많이 나타나며, 전체 **수면 시간의 약 20~25%를 차지**한다.

렘수면의 특징은?

안구가 빠르게 움직인다. (이것은 뇌가 꿈을 꾸고 있기 때문이다)

뇌파가 깨어 있을 때와 비슷하다. (이는 뇌가 활발하게 활동하고 있기 때문이다)

근육이 마비된다. (이는 꿈을 꾸는 동안 몸이 움직이지 않도록 하기 위함이다)

호흡과 심박수가 빨라진다. (이는 뇌가 활발하게 활동하고 있기 때문이다)

체온이 상승한다. (이는 뇌가 활발하게 활동하고 있기 때문이다)

꿈을 꾼다. (이는 뇌가 기억과 감정을 처리하고 있기 때문이다)

렘수면의 기능은 무엇이 있을까?

• **기억 형성 및 강화** 렘수면 동안에는 새로운 기억이 형성되고, 기존의 기억이 강화된다.

• **감정 조절** 렘수면 동안에는 부정적인 감정을 해소하고, 긍정적인 감정을

강화하는 데 도움이 된다.

• **신경 발달** 렘수면 동안에는 새로운 신경 세포가 생성되고, 기존의 신경 세포가 강화된다.

• **인지 기능 개선** 렘수면 동안에는 학습 능력, 집중력, 문제 해결 능력 등이 향상된다.

렘수면의 역할은 무엇일까?

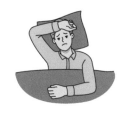

렘수면은 낮 동안의 경험을 기억하고 정리하는 데 중요한 역할을 한다. 렘수면 동안에는 **새로운 기억이 형성되고, 기존의 기억이 강화되며 또한, 렘수면은 감정 조절에도 중요한 역할을 한다.** 렘수면 동안에는 부정적인 감정을 해소하고, 긍정적인 감정을 강화하는 데 도움이 되고, 렘수면은 신경 발달에도 중요한 역할을 한다. 렘수면 동안에는 새로운 신경 세포가 생성되고, 기존의 신경 세포가 강화되며 렘수면은 인지 기능 개선에도 도움이 된다. **렘수면 동안에는 학습 능력, 집중력, 문제 해결 능력 등이 향상**된다.

렘수면의 부족하면 어떤 증상이 나타날까?

 기억력 저하, 집중력 저하, 문제 해결 능력 저하, 감정 조절 장애, 우울증, 불안장애 등이 나타난다.

렘수면을 높이는 방법은?

- 규칙적인 수면 습관을 유지한다.
- 충분한 수면을 취한다.
- 카페인과 알코올을 피한다.
- 규칙적인 운동을 한다.
- 스트레스를 관리한다.

렘수면과 의식의 관계는 무엇일까?

 렘수면은 의식과 밀접한 관련이 있는 것으로 알려져 있다. 렘수면 동안에는 뇌의 전두엽이 활성화되어, 꿈을 꾸고, 감정을 처리하고, 창의적인 생각을 할 수 있다. 따라서 **렘수면은 의식의 발달과 유지에 중요한 역할**을 하는 것으로 추측된다.

렘수면과 꿈은 어떤 관계일까?

꿈은 렘수면 동안에만 꾼다. 꿈은 단순한 영상이 아니라, 감정, 기억, 생각 등이 복합적으로 작용하여 만들어지는 것이다. 꿈은 낮 동안의 경험을 정리하고, 감정을 해소하고, 새로운 아이디어를 얻는 데 도움이 된다.

렘수면과 건강은 어떤 관계가 있을까?

앞에서 설명을 하였지만 자세히 들어가 보면 **렘수면은 건강에 중요한 역할을 한다.** 렘수면이 부족하면 기억력 저하, 집중력 저하, 문제 해결 능력 저하, 감정 조절 장애, 우울증, 불안장애 등의 증상이 나타날 수 있다. 따라서 충분한 렘수면을 취하는 것이 건강을 유지하는 데 중요하다.

안구가 빠르게 움직이는 이유는 뇌가 꿈을 꾸고 있기 때문이다. 꿈을 꾸는 동안에는 뇌가 시각 정보를 처리하고, 이를 안구 운동으로 나타낸다. 뇌파가 깨어 있을 때와 비슷한 이유는 뇌가 활발하게 활동하고 있기 때문이다. 렘수면 동안에는 뇌의 전두엽, 측두엽, 해마 등과 같은 인지 기능과 기억에 관여하는 부위가 활성화된다.

근육이 마비되는 이유는 꿈을 꾸는 동안 몸이 움직이지 않도록 하기 위함이다. 꿈을 꾸는 동안에는 뇌에서 근육을 마비시키는 신호를 보내서, 꿈에서 움직이는 것처럼 느껴도 실제로는 몸이 움직이지 않도록 한다.

호흡과 심박수가 빨라지는 이유는 뇌가 활발하게 활동하고 있기 때문이다. 렘수면 동안에는 뇌의 신경 활동이 증가하여, 호흡과 심박수가 빨라진다.

체온이 상승하는 이유는 뇌가 활발하게 활동하고 있기 때문이다. 렘수면 동안에는 뇌의 신경 활동이 증가하여, 체온이 상승한다.

꿈을 꾸는 이유는 뇌가 기억과 감정을 처리하고 있기 때문이다. 꿈은 낮 동안의 경험을 정리하고, 감정을 해소하고, 새로운 아이디어를 얻는 데 도움이 된다.

렘수면 동안에 꿈을 꾸고 일어나서, 꿈에서 일어났던 일을 기억하는 경우가 있다. 이는 렘수면 동안에는 **새로운 기억이 형성되고, 기존의 기억이 강화**되기 때문이다. 렘수면 동안에는 부정적인 감정을 해소하는 꿈을 꿀 수도 있다. 생활하면서 누군가에게 상처를 받았을 때, 그 사람을 공격하는 꿈을 꾸는 경우이다. 이는 렘수면 동안에 뇌가 부정적인 감정을 처리하고, 이를 해소하려는 노력으로 해석이 된다.

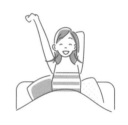

렘수면 동안에는 새로운 아이디어를 얻는 꿈을 꿀 수도 있다. 화가가 그림을 그리는 꿈을 꾸거나, 과학자가 새로운 연구 아이디어를 얻는 꿈을 꾸는 경우이다. 이는 **렘수면 동안에 뇌가 창의적인 생각을 하고, 새로운 아이디어를 얻는 데 도움**이 되기 때문이다.

렘수면에 관한 재밌는 이야기들은 무엇이 있을까?

렘수면은 인간뿐만 아니라 동물에게도 나타나는 현상이다. 쥐, 개, 고양이 등 다양한 동물에서도 렘수면이 관찰되었다. 렘수면은 나이가 들면서 감소한다. 어린아이는 성인보다 더 많은 렘수면을 취한다. **렘수면은 수면의 질을 측정하는 지표로 사용**되기도 한다. **렘수면의 양이 적으면 수면의 질이 떨어진다고 볼 수 있다.**

Chapter 02

불면증이란?

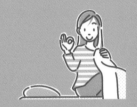

불면증이란 무엇일까?

불면증이란?

불면증(不眠症, insomnia)은 사람이 정상적인 수면을 취하지 못하여 하루 대부분의 시간을 뜬 눈 상태로 있거나, 잠을 자더라도 그 시간이 부족한 증상을 말한다. 쉽게 말하면 **잠을 자지 못하여 피곤한데도 불구하고 제때 잠을 자지 못하거나 잠에 들어도 곧 깨어나는 증세**를 말한다. 한마디로 말해서 자고 싶어도 잘 수 없어서 그것이 병이 되어버린 것이다.

불면장애라는 것은 잘 수 있는 적절한 시간과 기회가 주어지는데도 불구하고 수면의 시작과 지속, 공고화, 그리고 수면의 질에 반복되는 문제가 있어 주간 기능의 장애를 유발하는 상태를 일컫는 용어이다. 세 가지 요소가 적용될 때(**적절한 수면의 기회, 지속되는 수면의 문제, 동반되는 주간기능장애**) 불면장애라고 결론을 내리게 된다.

불면증은 여러 원인이 상호 영향을 미쳐 발생하는데 나이가 들면서 잠이 오지 않는 것은 노년기가 되면 하루 생활 주기의 생체 리듬이 변하면서 수면과 각성의 리듬이 변하기 때문이다. 생체 리듬이 당겨져서 밤에 일찍 잠에 들고 아침에 일찍 깨는 변화가 생기며 자려고 누웠을 때도 잠드는데 시간이 많이 걸리거나 수면 효율이 감소하여 정상적인 깊은 잠의 80~85%밖에 못 자면서 잠을 자는 중도에 깨거나 일찍 깨는 경우가 흔히 나타날 수 있다.

불면증의 원인을 알아야 한다.

 불면장애는 흔히 여러 요인으로 인해 발생하기 때문에 불면증을 겪는 사람에 따라 달라서 원인을 정의하는 것은 쉽지 않다. 일반적으로 잠깐 겪는 불면증의 흔한 원인은 새로운 직장, 이사 등과 같이 환경이 바뀌어서 규칙적인 생활리듬이 바뀌는 경우와 여행으로 인한 시차, 소음 등의 환경적인 요인 등이 있으며 이 경우는 다시 전에 생활했던 패턴을 찾으면 대부분 며칠이 이내에 증상이 사라지게 된다. 그러나 **만성적인 신체질환이 있는 경우 통증, 관절염, 두통, 호흡곤란 등의 증상이 불면증과 동반될 수 있다. 기분이 우울하거나 불안한 심리적인 문제도 불면증**에 영향을 준다. 수면제 복용 기간이 너무 오래 되어도 수면 단계의 변화로 불면증이 심해질 수 있으며, 각성제, 스테로이드제, 항우울제 등의 약물이나 카페인이 많이 함유된 커피나 지나친 음주도 불면증의 원인이다. 그 밖에도 코골이(수면무호흡증), 하지불안증후군, 주기적 사지운동증에도 불면증이 동반 될 수 있다.

 여러 원인이 상호 영향을 끼쳐서 불면증을 일으키기도 한다. 이유 없이 발생하는 **일차성 불면증부터 정신장애(우울증, 공황장애 등)로 인해 발생하는 불면증, 신체장애로 인해 생기는 불면증** 등 불면증의 원인은 각양각색이다. 심리학에서는 스트레스나 환경변화와 관련하여 문제가 생긴다고 보는 시선도 많고 수면에 부정적 조건화가 걸리면서 tv를 보면서 잠은 오지만 막상 누우면 잠을 자지 못하거나, 지나친 낮잠, 알코올, 각성제, 수면제 오남용, 야간 근무, 불규칙한 수면 일정 등으로 인해 불면증에 걸리기도 한다.

바로 잠이 오게 하는 마사지 포인트

백회는 정수리 근처에 있는 경혈이다. 전신의 기운을 보충해 주고, 스트레스나 초조한 기분을 해소해 준다. 백회는 양쪽 귀를 잇는 직선과 미간의 중심선이 만나는 곳에 있다. 이른바 정수리인 정수리보다는 앞쪽에 있으므로 주의하기 바란다. 기분 좋음을 느낄 정도의 강도로 작은 원을 그리도록 자극한다.

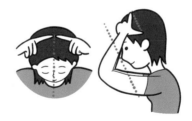

취침시간보다 30분~1시간 전의 실시하며 마음을 편안하게 하고, 그대로 잠을 잘 수 있는 방에서 한다. 천천히 심호흡을 하면서 누르며 마사지 할 때 정확한 위치에 구애받지 말고 기분 좋을 정도로 하며 통증으로 느끼지 않도록 부드럽게 눌러준다. 1회당 3~5초, 3~5회 정도를 한다.

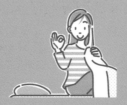

불면증의 원인은 무엇일까?

불면증의 원인은 무엇일까?

불면증은 하나의 병이 아니다. 대부분의 불면증에는 각각 원인이 있고 대처법도 다르다. 특히 중요한 것은 불면증세를 동반한 다양한 수면장애와 오진을 하지 않는 것이 수면무호흡증, 레스트레스(restless) 레그스증후군, 주기성 사지운동장애, 우울증으로 인한 불면이나 과면 등은 전문시설에서 검사와 진단이 필요하다.

스트레스와 긴장은 편안한 잠을 방해한다.

신경질적이고 고지식한 성격의 사람은 스트레스를 더 강하게 느끼고 불면증에 집착하기 쉬워 불면증에 걸리기 쉬운 것 같다. **고혈압이나 심장병(가슴앓이), 호흡기 질환(기침 발작), 신장병, 전립선비대(빈뇨), 당뇨병, 류마티스(통증), 알레르기 질환(가려움증), 뇌출혈이나 뇌경색 등 다양한 몸의 병**으로 불면증이 생긴다. 불면증 그 자체보다 배후에 있는 질병의 치료가 우선이 원인이 되고 있는 증상이 취하게 되면 불면증은 저절로 없어진다.

많은 마음의 병은 불면을 동반한다.

최근에는 우울증에 걸리는 사람이 늘고 있다. **단순 불면이라고 생각했는데 사실 우울증이었다는 경우도 적지 않다. 불면증 증상이나 과면 증상(졸음)과 함께, 기분의 침체나 의욕 감퇴(무슨 일이든 귀찮음), 흥미의 감퇴(취미가 손에 잡히지 않는다)등의 증상이 보이는 경우도 있다.**

그 외 수면장애 수면무호흡증이나 레스트레스 레그스증후군(근질근질각증후군) 등 수면에 따라 호흡 이상이나 사지 이상 운동이 출현하기 때문에 수면이 방해되고 불면 증상이 나타나는 경우도 있다.

약이나 자극물 치료제가 불면증을 초래할 수도 있다. 수면을 방해하는 약으로는 강압제, 갑상선제, 항암제 등을 들 수 있다. 또한 항히스타민제에서는 낮 동안 졸음이 온다. 커피, 홍차 등에 포함된 카페인, 담배에 포함된 니코틴 등에는 각성작용이 있어 숙면을 방해한다. 카페인에는 이뇨작용도 있고 화장실 각성도 증가하다.

생활 리듬의 흐트러짐 교대제 근무나 시차 등으로 인해 체내 리듬이 흐트러지면 불면을 초래하다. 요즘은 24시간 사회라고 할 정도로 낮과 밤의 구별이 없어지고 있기 때문에 아무래도 수면 리듬이 어긋나기 쉽다. 환경 소음이나 빛이 신경이 쓰여 잠을 잘 수 없는 경우도 볼 수 있다. 또한 침실의 온도나 습도가 적절하지 않으면 숙면할 수 없다.

바로 잠이 오게 하는 마사지 포인트

어깨정은 어깨 근육의 중앙 부분에 있는 혈자리이다. 어깨 주위의 혈류를 촉진하는 것으로 어깨 걸림을 완화시키면서 신체의 균형을 정돈하고 잠을 청하는 효과가 있다.

목을 앞으로 넘어뜨렸을 때 튀어나온 뼈와 어깨 끝을 묶은 선의 중간에 살짝 눌러 보고 통증을 느끼는 부분이 어깨혈이다. 손가락 끝으로 가볍게 주무르거나 주먹으로 가볍게 두드리거나 하면 좋다. 목을 움츠리듯이 어깨를 들어 힘을 빼고 스르륵 떨어뜨리는 방법도 충분히 효과를 기대할 수 있다.

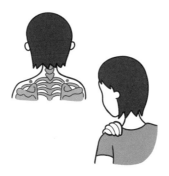

취침시간보다 30분~1시간 전의 실시하며 마음을 편안하게 하고, 그대로 잠을 잘 수 있는 방에서 한다. 천천히 심호흡을 하면서 누르며 마사지 할 때 정확한 위치에 구애받지 말고 기분 좋을 정도로 하며 통증으로 느끼지 않도록 부드럽게 눌러준다. 1회당 3~5초, 3~5회 정도를 한다.

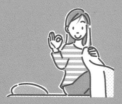

당신의 **불면증은 무엇이 원인**인가?

당신의 불면증은 무엇이 원인인가?

 불면증은 만성 불면증(만성 불면증)과 단기 불면증(단기 불면증) 두 가지로 나눌 수 있다. 불면증과 낮의 상태가 일주일에 3일 이상 있고, 그것이 3개월 이상 지속되는 경우 만성 불면증, 3개월 미만의 경우 단기 불면증이다. 불면증증세는 잠이 잘 오지 않는 입면장애, 잠이 얕아 도중에 자꾸 깨는 중도각성, 이른 아침에 깨어나 두 번 잘 수 없는 조조각성 등의 유형이 있다. 불면 증상 유형은 원인을 찾는데 도움이 된다.

 불면증은 적절한 환경과 잠잘 수 있는 조건이 구비되었으나 2주 이상 잠을 이루지 못하는 것을 의미한다. 불면증 환자는 잠들기 힘들거나, 야간에 자주 깨거나, 새벽녘에 일어나 잠을 설친다.

● 일시적 불면증

 불면증이 며칠간 지속되는 것이다. 보통 수면 주기의 변화, 스트레스, 단기 질병에 의해 발생한다.

● 단기 불면증

 불면증이 2주에서 3주까지 지속되는 것이다. 스트레스나 신체적, 정신적 질병과 관련되어 있다.

● 장기 혹은 만성 불면증

불면증이 몇 주 이상 지속되는 것이다. 매일 밤, 대부분의 야간 시간대 혹은 한 달에 여러 번 밤에 잠을 이루지 못한다. 신체적, 정신적 문제를 포함하여 많은 원인이 있을 수 있다.

● 성격적 이유에서 오는 불면증

불면증을 앓고 있는 사람들은 꼼꼼하다거나 예민하다거나 걱정이 많은 성격일 가능성이 있다. 꼼꼼한 사람들이라고 해서 모두 성공하거나 모두 불면증을 앓는 것은 아니듯, 꼼꼼함이 잠에 적용될 때에만 불면증이라는 문제가 발생된다. 그러나 불면증은 대개 복합적인 이유들로 나타나기 때문에, 성격만이 불면의 이유가 된다고 쉽게 단정 지을 수 있는 경우는 드물다.

● 생활습관 요인에서 오는 불면증

많은 약물과 습관들이 수면 문제를 악화시키거나 불면증을 초래할 수 있다. 흡연과 음주, 카페인 성분이 포함된 음료가 대표적인 예이다. 잘 시간이 다 되어서 술을 마시면 잠을 잘 이루지 못한다. 불면증을 초래하는 대표적인 약물로는 항암제, 갑상선 치료제, 항경련제, 항우울제, 경구용 피임제 등이 있다. 심지어는 수면제를 장기간(30일 이상) 복용해도 수면 장애를 호소한다. 잠자는 시간이 날마다 바뀌는 것과 하던 일이 변하는 것도 좋은 수면을 파괴하는 생활습관 요인이다.

● 신체적 요인에서 오는 불면증

 미국 수면질환학회에서 8,000명의 사람을 조사한 결과에 따르면, 모든 만성 불면증의 원인 중 절반은 호흡 관련 질환(수면 무호흡증)이나 자는 동안의 주기적 근육 경축과 같은 일차적인 수면 관련 질환이다. 다른 신체적 요인들, 예를 들면 관절염, 속 쓰림, 월경, 두통, 얼굴이 화끈거리는 열감 등이 잠을 못 이루는 원인이 될 수 있다.

● 생리적인 이유에서 오는 불면증

 불면증이 있는 사람과 그렇지 않은 사람들의 생리적 특성을 연구한 학자들이 많은데, 그들 연구 결과의 일부를 소개하겠다.

 첫째, 불면증 환자는 정상인에 비해 평소 근육의 긴장도가 높다. 스트레스를 받거나 긴장하면 신체 근육에 일시적으로 힘이 들어간다. 하지만 불면증 환자들은 근육에 계속 힘이 들어가 있다. 이런 상태가 지속되면 몸에 있는 근육들이 지치게 되고, 심하면 근육이 뭉쳐 통증을 호소하기도 한다.

 둘째, 불면증 환자는 정상인에 비해 평균적으로 긴장 뇌파를 더 많이 만들어 낸다. 불면증이 심할수록 긴장 뇌파도 더 많아진다. 이런 뇌파가 많이 나온다는 것은 그만큼 뇌가 많은 활동을 하고 있다는 것인 동시에 뇌가 지치고 피로한 상태에 있다는 것을 의미한다. 뇌의 지속적인 긴장은 뇌의 기능을 떨어뜨리므로 오랫동안 불면증을 앓은 사람은 기억력과 집중력 저하, 불안증, 우울증 등이 복합적으로 나타난다.

● 심리적인 이유에서 오는 불면증

 일반적으로 불면증은 우울증의 대표적인 증상으로 알려져 있다. 미미한 심리적 요인들도 불면증과 관련되어 있다고 한다. 예를 들면 스트레스나 환경 변화에 의해 불면증을 쉽게 겪습니다. 이와 비슷하게 가정 문제나 직업 문제와 같은 것을 걱정할 때 잠을 설치고, 마침내 잠자는 것에 대해 걱정하게 되면 그 걱정 자체가 수면을 방해한다.

 불면증 환자들은 잠이 부족하다는 사실보다 자신이 잠을 못 이룬다는 생각 때문에 더 힘들어한다. 또한 현재의 좋지 않은 컨디션을 수면시간 부족 탓으로 여기지만 실제로는 그렇지 않은 경우가 있다. 낮 동안의 피로감, 피곤한데도 잠이 오지 않는 상태, 두통, 무력감, 어지럼증, 식욕 저하 등이 일어날 때, 불면증에 처한 사람들은 잠을 충분히 깊이 자지 못 했기 때문이라고 생각하고 뇌에 악영향을 끼쳐 지적 능력, 인지 능력, 신체적 감각 등이 떨어지지는 않을지 우려하기도 한다. 그런 생각들이 스트레스가 되어 오히려 잠을 공격할 수도 있다.

 하루에 몇 시간을 자야 한다는 고정관념이나 자신이 수면에 몇 시간을 들였는지 알게 되어 생기는 강박에 사로잡히면 잠을 자기 더 어려워지기 때문이다. 차라리 불을 끈 후 시계를 보지 않고 자신이 몇 시간을 잤는지, 혹은 몇 시간의 수면이 알 맞은지 모르고 있는 것이 더 효과적일 수 있다.

● 환경적인 이유에서 오는 불면증

 자동차 소리, 비행기 지나가는 소리, 이웃의 텔레비전 소리와 같은 소음도 수면을 방해할 수 있다. 방이 너무 밝거나 방안의 온도가 너무 낮거나 높아도 수면을 방해할 수 있다. 불면증 환자가 급증하는 때는 열대야가 기승을 부리는 한여름이다. 해가 갈수록 여름이 무더워지고 덩달아 불면증 환자도 늘어나고 있다. 우리 신체는 잠들고 나면 신체리듬에 따라 저절로 체온이 조금 낮아진다. 그래야만 잠들기 쉽다. 편안하게 잠을 자기 위해서는 이러한 체온조절이 잘 이루어져야 하는데, 여름엔 기온이 높아 몸에서 열이 방출되는 효율이 떨어지게 된다. 몸이 열을 방출하기 위해 피부 쪽의 혈관을 확장시키고 심장을 더 뛰게 만들면서 교감신경이 흥분하게 되고 부교감신경의 기능이 약해지게 된다. 그래서 잠들기 힘들어진다. 이런 이유로 열대야에는, 잠에 들기도 힘들고 깊은 잠을 자기도 힘들다.

● 직업에서 오는 불면증에서 오는 불면증

치안, 안보, 재해예방 담당 공무원(경찰관, 소방관, 군인, 군무원, 교도관 등), 의료업(의사, 간호사, 약사 등), 운송업(조종사, 버스 기사, 화물차 기사, 택시 기사 등), 시설보안(경비원, 경호원 등), 업무 시간이 터무니 없이 길어지는 직업(선원, 광부 등) 등 주침야활이 강제된 직업을 가진 사람들에게 많이 발생한다. 이들은 주기적으로 교대 근무 및 당직 근무를 서야 하기 때문에 수면 시간이 불규칙하며, 잘 자고 있다가도 갑자기 깨야 하는 일이 잦기 때문에 쉽게 깊은 잠에 들지 못하게 된다. 이것이 더 심해지면 불면증으로 발전하게 된다.

중앙부처 및 광역자치단체 소속 공무원, 프로그래머, 개발자 등 과중한 업무량으로 야근이 잦은 직종과 유흥, 숙박, 24시간 운영하는 가게(PC방 알바, 편의점)처럼 아예 야간이 근무시간인 경우도 마찬가지다. 그 외에 밤에 일하는 경우가 많고 새로운 것을 만들어내야 하는 창조적인 직업군에 속하는 프리랜서들이 많은 만화가, 영화감독이나 작가, 시인, 음악가 등도 수면시간을 일정하게 유지하지 않으면 불면증이 발생할 수 있다.

 바리스타도 불면증을 잃는 경우가 꽤 있다. 바리스타는 최소 하루에 한 번 이상 날씨나 습도에 따라 원두 분쇄도를 조절해야 하는데, 이때 맛을 보기 위해 마시게 되는 커피의 양이 생각보다 많아서 카페인 과다로 인한 불면증에 시달리기도 한다.

바로 잠이 오게 하는 마사지 포인트

노궁은 가볍게 주먹을 쥐었을 때 가운데 손가락 끝이 닿는 부근에 있는 경혈이다. 높은 신경을 억제하고 자율 신경을 정돈함으로써 긴장을 풀고 마음을 평온하게 하는 효과를 기대할 수 있다.

경혈에 엄지손가락을 대고 손등 쪽으로 나머지 손가락 4개로 누르고 검지의 관절을 향해 힘을 준다. 경혈을 중심으로 하여 손바닥 전체를 약간 강하게 지압하면 기분이 누그러진다.

취침시간보다 30분~1시간 전의 실시하며 마음을 편안하게 하고, 그대로 잠을 잘 수 있는 방에서 한다. 천천히 심호흡을 하면서 누르며 마사지 할 때 정확한 위치에 구애받지 말고 기분 좋을 정도로 하며 통증으로 느끼지 않도록 부드럽게 눌러준다. 1회당 3~5초, 3~5회 정도를 한다.

잠자는 모습으로 성격을 알 수 있을까?

사람마다 자는 모습이 다르다. 영국의 수면전문가는 천 명이 자는 모습을 관찰한 후 자는 모습과 성격 간의 관련을 살펴보았다. 그는 수면자세를 6가지로 나누어 특정한 성격특성과 관련지었다.

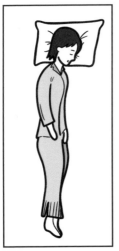 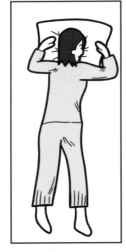 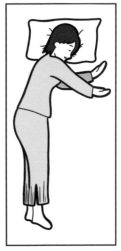

태아형

가장 흔한 수면자세이며 1,000명 중 41%가 이런 수면자세를 취했다. 여성이 남성보다 2배나 많다. 이 자세로 자는 사람은 내유외강형이다. 처음 만날 때는 수줍어 하지만 곧 긴장을 풀고 편안하게 대할 수 있는 사람이다.

통나무형(15%)

다른 사람과 쉽게 어울리는 성격이다. 태평스럽고 사교적이다.

동경하는 형(13%)

옆으로 누워서 양 팔을 벌리고 누군가를 안으려는 자세이다. 그래서 개방적으로 보인다. 하지만 의심이 많고 냉소적일 수 있다. 어떤 결정을 내리기 힘들지만, 일단 결정을 내리면 쉽게 바꾸지 않는다.

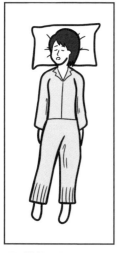

군인형(8%)

천장을 보고 누운 자세로 양팔은 양 옆에 가지런히 둔다. 대개 조용하고 보수적인 편이다. 소란스러운 것을 좋아하지 않는다. 자신이나 주변 사람들에 대해 높은 도덕적 기준을 요구하기도 한다.

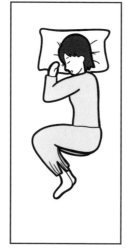

자유낙하형(7%)

양 팔로 베개를 감싸 안은 채 엎드려 잔다. 고개는 어느 한쪽으로 돌린다. 사교적이며, 정력적인 사람이다. 하지만 내면적으로는 신경질적이고 수줍음을 잘 탄다. 비판이나 극단적인 상황을 피하려 한다.

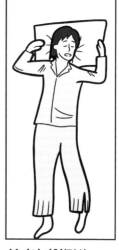

불가사리형(5%)

천장을 보고 누운 자세로 양팔을 베개 옆으로 올린 자세이다. 다른 사람 말을 잘 듣고 필요한 도움을 제공하므로 친구가 많다. 하지만 관심을 받는 것을 부담스러워한다.

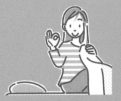

불면증(수면부족)은 국민병일까?

불면증(수면부족)은 국민병일까?

일반 성인의 30~40%가 어떤 불면증 증세를 가지고 있어 여성에게 많은 것으로 알려져 있다. 불면증이 있는 분들 중 만성 불면증은 성인의 약 10%에서 나타나고 그 원인은 스트레스, 정신질환, 신경질환, 알코올, 약제 부작용 등 다양하다. 나이가 들면서 불면증 증세는 증가하여 60세 이상에서는 절반 이상이 인정된다. 또한 기후 변화나 신종 코로나바이러스 감염증 등의 큰 재해가 있은 후에는 일과성으로 증가한다. 이처럼 불면증은 특수한 질병이 아니다. 흔한 일반적인 병이 실제로 성인의 5%가 불면증 때문에 수면제를 복용하고 있다.

잠을 못자는 한국인 109만 명, 5년새 29% 증가 60대가 23%

수면장애로 잠못드는 한국인이 109만 9천명으로 5년 전보다 29% 증가했다. 국민건강보험공단이 최근 5년간 건강보험 진료데이터(2018~2022년)로 수면장애 현황을 분석해 16일 발표했다.

수면장애는 인구의 약 20%이상이 경험한 적이 있거나 앓고 있는 매우 흔한 질환이다. 주요 증상은 잠들기 힘들거나 수면의 유지하기 어렵고, 낮에 지나치게 졸리거나 피곤한 경우, 수면 중 잠꼬대나 몽유병을 보이는 이상행동 등 크게 3가지다.

분석에 따르면 수면장애 진료인원은 2022년 기준 109만 8천여명으로 5

년 전보다 24만 3천여명(29%) 증가했다. 남녀 각각 47만 5천여명, 62만 3천여명으로 34%와 25% 증가했다.

연령대 별로는 60대가 25만 2천여명(23%)으로 가장 많고, 이어 50대(19%), 70대(17%) 순이었다.

남녀 모두 60대 비중이 가장 높았으며 이는 생리적 변화 때문이다. 60대에는 잠 드는데 시간이 걸리고 수면 중 자주 깨기 때문에 전체 수면시간이 줄어든다. 이후에는 큰 차이없이 유지된다.

스트레스 역시 원인이다. 60대는 은퇴하고 여러 신체질환이 생기는 등 일상생활의 큰 변화로 많은 스트레스를 경험할 수 있기 때문이다.

수면장애 진료비도 함께 증가해 2022년 2,851억원으로 5년새 1,325억원이 늘어났다. 역시 60대 진료비가 585억원(남성 254억원, 여성 331억원)으로 가장 많았다.

수면 시간은 문제가 아니다

수면 시간에는 개인차가 있다. 보통 사람들의 평균 수면 시간은 7시간 반 정도이지만, 사람에 따라 충분한 수면 시간(필요 수면 시간)에는 큰 차이가 있다. 극히 드물지만 3~5 시간 정도의 수면으로 괜찮은 사람도 있는가 하면, 10시간 정도 자지 않으면 잠이 부족한 사람까지 다양하다.

관련 연구를 종합해보면 성인은 7~8시간 자는 것이 적절하다.

 수면은 낮에 쌓인 마음과 육체의 피로를 해소해주고, 기억력같이 고등 인지 기능을 강화하는 등 건강하게 살기 위해 꼭 필요한 과정이다. 잠은 약이나 음식, 휴식으로 복구되지 않는 부분을 회복시키는 힘이 있는 것이다.

 대한수면학회에서는 수면 시간이 짧을수록 몸 속 면역력을 관장하는 T-세포의 기능이 약해져 면역력이 떨어질 수 있다고 한다.

침대 위에서도 할 수 있는 간단 숙면 마사지 스트레칭

고관절 주변을 풀어주면 혈류 개선과 부종, 냉증을 해소할 수 있어 느긋한 수면을 취하게 한다.

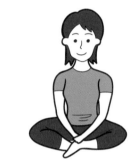

❶ 침대 위에서 책상다리를 하고 앉는다.

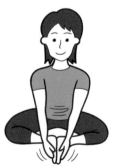

❷ 좌우 발바닥끼리 모아 양손으로 감싸듯이 잡는다.

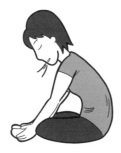

❸ 천천히 숨을 내쉬면서 등을 편 채 상체를 앞으로 기울인다.

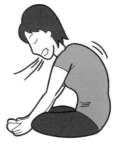

❹ 늘어진 등 근육을 유지할 수 있는 자세로 그대로
1분간 호흡을 멈추지 않고 몸만 정지한다.

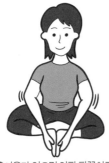

❺여유가 있으면 양팔 팔꿈치로 허벅지 안쪽을 밀어 고관절 주변을 늘린다.

1세트 기준으로 3회를 한다.
팔꿈치로 허벅지를 누를 때는, 너무 힘을 주지 않고 기분 좋다 정도로 하는 것이 중요하다. 등
을 구부리지 않고 몸을 넘어뜨려도 힘들지 않은 장소에 다리를 두면 스트레칭이 쉬워진다.

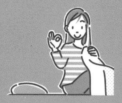

불면증의 종류는 무엇일까?

불면증의 종류는 무엇일까?

불면증에는 크게 다음 4가지 유형이 있다.

[불면증의 종류1] 수면장애

수면 장애는 **수면에 들어가기 어려운 상태**를 말한다. 주요 원인으로는 **스트레스, 불규칙한 생활 리듬, 불안이나 우울증** 등을 들 수 있다. 수면장애 대책으로는 편안한 환경을 조성하고 규칙적인 수면 일정을 확보하는 것이 중요하다. 구체적인 방법으로는 스트레스 관리나 잠자기 전 릴랙스법을 시도하는 것이 효과적이 또한 수면 장애의 치료법으로는 수면제와 인지 행동 요법 등이 있다.

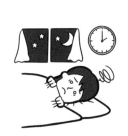

수면장애 불면증의 대책과 치료법

수면 장애에는 릴랙스법과 수면 환경 개선이 효과적이 릴랙스법으로는 **수면 전에 느긋한 목욕이나 스트레칭, 심호흡** 등을 하는 것을 들 수 있다. 또한 침실 환경을 조성하기 위해서는 **불을 끄고 외부 소음을 차단하는 등 어둡고 조용한 공간을 만드는 것이 중요하다. 또한 자신에게 맞는 침구나 베개를 선택하는 것도 중요하**다.

[불면증의 종류 2] 중도 각성

중도 각성은 **야간에 여러 번 깨어나는 상태**를 말한다. 주요 원인으로는 **수면 무호흡증과 스트레스, 심리적 요인**을 들 수 있다. 중도 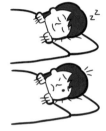 각성 대책으로는 수면 환경 개선과 규칙적인 생활 리듬 확보가 중요하다.

중도 각성 불면증의 대책과 치료법

중도 각성으로 고민하고 있는 경우 **스트레스 관리와 규칙적인 생활 리듬을 의식하는 것이 중요**하다. 낮의 스트레스를 경감하기 위해서는, 릴랙제이션 법이나 스트레스 해소의 방법을 적극적으로 활용하는 것이 좋다. 또한 **규칙적인 수면 스케줄을 만들어 매일 같은 시간에 자고 같은 시간에 일어나는 습관**을 만드는 것이 수면의 질과 양이 향상되고 중도 각성 문제를 완화할 수 있을 것으로 기대할 수 있다.

[불면증의 종류 3] 이른 아침 각성

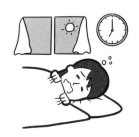

이른 아침 각성은 **이른 아침에 깨어나 버려서 다시 잠들지 못하는 상태**를 말하다. 주요 원인으로는 **우울증과 불안, 수면 무호흡증** 등을 들 수 있다. 이른 아침 각성 대책으로는 더 나은 수면을 촉진하기 위해 규칙적인 수면 일정을 지키고 쾌적한 수면 환경을 조성하는 것이 중요하다.

이른 아침 각성 불면증의 대책과 치료법

이른 아침 각성 대책으로는 **수면 전 자극물 제한이 효과적이 과도한 음식이나 알코올, 카페인 섭취는 피해줘야 한다.** 또한 릴랙스법이나 심호흡, 명상 등을 실시함으로써 심신을 진정시킬 수 있다.

[불면증의 종류 4] 숙면장애

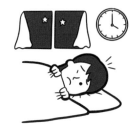

숙면 장애는 야간에 간헐적인 깨어남이나 얕은 잠이 계속되는 상태를 말하다. 주요 원인으로는 **수면 무호흡증이나 불쾌한 환경, 신체적인 불쾌감**을 들 수 있다. 숙면 장애 대책으로는 쾌적한 수면 환경 정비와 수면 전 휴식법이 효과적이 구체적인 방법으로는 침실의 조용한 환경 조성이나 신체를 편안하게 하는 습관을 들 수 있다.

숙면장애 불면증의 대책과 치료법

숙면장애로 고민하고 있는 경우 쾌적한 수면환경 조성이나 인지행동요법이 도움이 된다. 구체적으로는 **침실 온도를 적절하게 설정하고 습도를 조정하는 것이 중요**하다. 소음을 경감하기 위해서는 이어 플러그나 화이트 노이즈 머신을 활용하는 것도 좋다.

Chapter 03

불면증에 효과적인
우리가 몰랐던 **영양소와 음식**

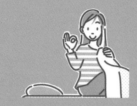

불면증과 음식의 관계는

무엇일까?

불면증과 음식의 관계는 무엇일까?

불면증과 음식 사이에는 밀접한 관계가 있다. 예를 들어 **멜라토닌을 합성하는 데 필요한 영양소**(나이아신, 비타민B군, 철, 마그네슘, 단백질)**의 섭취 부족이나 그러한 영양소를 소모하는 식습관이 있을 경우 불면증**에 걸리기 쉽다. 또한 취침 전에 대량의 카페인을 섭취하는 것은 입면을 방해할 수 있다. 또한 알코올 과다 섭취도 수면의 질을 저하시키는 요인이 된다.

불면증 위험을 높이는 음식의 특징은?

불면증의 위험을 높이는 음식에는 몇 가지 특징이 있다. 우선 **카페인 음료나 에너지 음료는 흥분 상태를 일으켜 입면을 방해**할 수 있다. 또한 당분이 많은 가공식품이나 달콤한 스낵(청량음료, 도넛, 감자칩 등)은 혈당치의 급격한 상승과 하강을 일으켜 야간에 깨어남을 증가시킬 수 있다. 또한 지방과 무거운 단백질이 많이 함유된 저녁 식사(햄버거, 라면, 피자 등)는 위의 불쾌감이나 위산 역류를 일으켜 숙면을 방해할 수 있다. 게다가 알코올 섭취도 수면의 질을 저하시키는 경향이 있다. 알코올은 수면을 얕게 하고 많은 각성을 일으키기 때문에 조심스럽게 섭취하는 것이 중요하다.

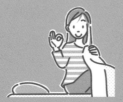

불면증에 효과적인 우리가 몰랐던
영양소와 음식 • 1

트립토판

잠을 들게 만드는 필수 아미노산은 트립토판이다.

트립토판은 필수 아미노산의 일종이다. **체내에서는 트립토판을 만들 수 없는 영양소이기 때문에 음식부터 섭취**해야 한다. 필수 아미노산 중 하나인 트립토판을 빼놓을 수 없다. 약 500가지가 있는 아미노산 중에서 인간에게 필요한 것은 20가지이다. 더욱이 이 중에서 체내에서는 생산할 수 없고 음식물에서 섭취해야 하는 것이 필수 아미노산이다. 필수 아미노산은 9종류가 있는데 그 중에 하나가 트립토판이다. 이 **트립토판은 질 좋은 수면에 가장 필요한 영양소**이다. 왜냐하면 **감정을 진정시키기 위해 작용하는 세로토닌과 생체리듬을 잡아주는 멜라토닌의 원료**가 되기 때문이다. **세로토닌은 뇌 속 신경전달물질 중 하나,스트레스 호르몬으로 인해 흥분된 신경을 진정시키고 짜증난 감정을 억제하는 작용**이 있어 취침 시 잠들기 쉬운 정신 상태가 되도록 도와준다.

음식에서 섭취한 트립토판은 체내에서 세로토닌으로 합성된다. 그리고 세로토닌의 일부는 밤이 되면 이번에는 멜라토닌으로 바뀌는 것이다.멜라토닌은 수면 호르몬이라고 불릴 정도로 잠과 깊이 관련된 필수 성분이다. 인간의 몸에는 체내 시계라고 불리는 구조가 갖추어져 있어 하루의 생체 리듬을 무의식중에 조정해 주고 있다. 그러나 체내 시계는 24시간보다 조금 길게 설정되어 있기 때문에 자연 주기 사이에서 매일 조금씩 어긋남이 발생한다. 이 체내 시계의 어긋남을 수정해 주는 것이 바로 멜라토닌이다.

아침에 햇빛을 받으면 체내 시계는 처음으로 돌아가 뇌에서 **멜라토닌 분비가 일시적으로 멈춘다. 그리고 기상하고 나서 15~16시간이 지나서 밤이 되면 다시 분비**

가 된다. 트립토판이 세로토닌이 되고 그리고 멜라토닌이 되기까지는 시간이 걸린다. 그래서 **밤에 멜라토닌을 충분히 분비하기 위해서는 아침 식사로 트립토판을 섭취하는 것이 좋다.**

불면증 사람들은 트립토판을 제대로 섭취하는 것이 중요하다

수면을 조절하는 뇌 속 물질인 세로토닌과 멜라토닌은 필수 아미노산 중 하나인 트립토판에서 생성된다. 트립토판은 체내에서 생산할 수 없기 때문에 식사부터 섭취해야 한다. 그렇기 때문에 **불면증으로 고민하는 사람들은 트립토판을 제대로 섭취하는 것이 중요**하다. 우리 몸속에서 만들 수가 없고 오로지 음식에서 섭취해야 하는 필수 아미노산으로 **트립토판은 9종류가 있고 필수 아미노산 중 하나로 신경전달물질인 세로토닌의 원료가 된다. 세로토닌이 부족하면 정신적으로 불안정해져 기분이 가라앉기 쉬워지고 불면증의 원인이 된다.** 세로토닌에서는 일명 수면 호르몬이라고 불리는 멜라토닌이 만들어진다. 멜라토닌은 수면 리듬을 잡아주기 때문에 그런 점에서도 숙면에 빠질 수 없는 성분이다.

트립토판은 유제품, 푸른 생선 등에 포함된다. 체내에서는 생산할 수 없기 때문에 음식에서 섭취해야 하는 필수 아미노산의 일종이다. 트립토판은 수면의 질 향상을 위해서 가장 중요한 영양소이다 왜냐하면 트립토판은 수면의 질 향상의 열쇠를 쥐고 있다고 알려져 있는 세로토닌이나 멜라토닌을 만드는 근원이 되기 때문이다. 세로토닌은 뇌 내에서 일하는 신경전달물질의 일종으로 정신과 감정의 작용을 진정시키고 완화시키는 효과가 있다. 멜라토닌은 호르몬의 일종으로 각성과 수면을 전환하는 작용이 있다. 이 멜라토닌 또한 트립토판에서 체내에서 합성이 된다. 이렇게 트립토판은 수면 리듬을 만드는 세로토닌과 멜라토닌 합성에 필수적인 아미노산이다. **트립토판은 체내에서는 합성할 수 없기 때문에 제대로 식사부터 섭취하는 것이 중요하다.**

트립토판이 많이 함유된 식품

트립토판을 많이 함유한 식재료는 **우유, 바나나, 닭가슴살, 치즈, 콩제품, 쇠고기, 견과류, 계란** 등이다. 이러한 식품으로 식사에 해서 트립토판 섭취를 늘리고 수면의 질 향상을 기대할 수 있다. **바빠서 아침 식사를 할 시간이 없는 사람은 우유를 마시고 바나나를 1개 먹는 것만으로도 좋다.**

계란

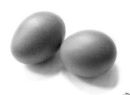

계란은 탄수화물 함량이 낮아 많이 먹어도 혈당을 올리지 않는다. 체중 감량에도 좋다. 몇 가지 연구 결과가 보여주듯이 매일 달걀을 먹으면 당뇨병 위험을 키울 수 있으므로 과식에는 주의가 필요하다. 영양이 풍부한 달걀은 놀라울 정도로 여러 가지 쓰임새가 있다. 야채와 함께 스크램블 에그로 만들어 아침에 먹어도 좋고, 언제든지 먹을 수 있도록 삶은 달걀로 만들어 냉장고에 넣어 두어도 좋다.

Point 단백질을 적극적으로 섭취하고 싶을 때는 계란 흰자를 먹는다.

계란 하나에 포함되어 있는 것은
72kcal, 당질 0.5g, 단백질 6g(하루 섭취량의 12%)

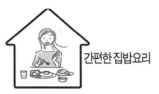

간편한 집밥요리

순두부 계란찜

●준비할 재료●

순두부 1봉, 계란 3개

[양념재료] 다시마 우린물 2컵, 새우살 50g, 다진 파 1큰술, 소금 1.5티스푼, 맛술 1큰술, 참기름 조금, 후추 조금

●조리순서[Steps]●

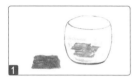

1 다시마 우린 물을 준비한다.

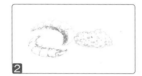

2 새우살은 다진다.

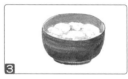

3 뚝배기나 냄비에 순두부를 한 큰술씩 떠서 넣은 다음 소금 1 티스푼을 골고루 뿌려 간한 다.

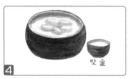

4 다시마 우린 물 5컵에 계란 5 개를 잘 풀어 맛술 2큰술을 넣 어 섞는다.

5 푼 계란 물에 다진 새우살 과 다진 파를 넣고 골고루 섞는다.

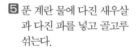

6 소금 2티스푼과 참기름, 후추 를 약간씩 넣어 간을 한다.

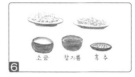

7 순두부 위에 부어 약한 불에 뚜껑은 덮어 찐다. 속까지 골 고루 쪄지면 불에서 내린다.

Tips 보들보들하고 담백한 순 두부 계란찜이 단백질을 보충해준다.

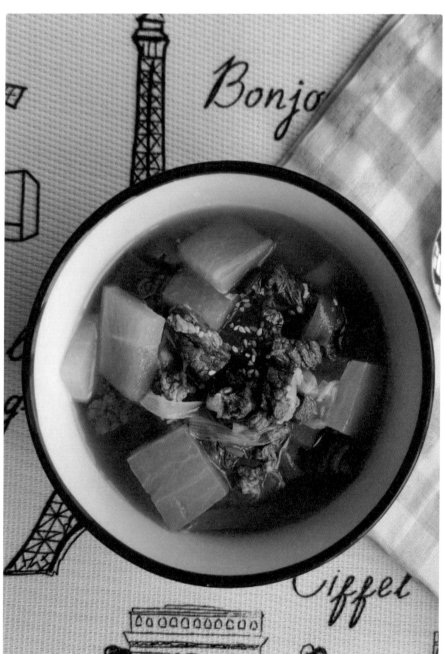

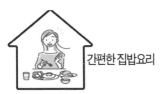

간편한 집밥요리

소고기무국

●준비할 재료●

쇠고기 국거리 절단
용 120g
무 100g
물 750mL
간 마늘 0.5스푼
소금 0.5스푼
참기름 2스푼

●조리순서Steps●

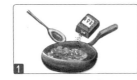

1 자른 쇠고기 120g은 참기름 1스푼에 넣고 약불에서 살살 볶아주고 후추를 약간 뿌려준다.

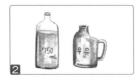

2 물 750mL(생수병 1병+우유병 1병) 넣고 끓인다. 끓을 때 생기는 거품 및 불순물을 꼭 제거하여 준다.

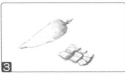

3 국물이 맑게 끓으면, 무를 손가락 두마디 크기로 잘라준다.

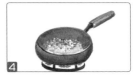

4 무가 투명해질 정도로 끓여준다. 다진 마늘 0.5스푼도 함께 넣어준다.

Tips

소고기가 끓으면 불순물을 꼭 제거해야 한다. 그래야 피비린 맛이 나지 않는다.

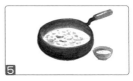

5 맑은 색감을 위해서 소금으로만 간을 한다.

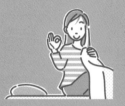

트립토판의
수면에 대한 작용

트립토판의 불면증 작용하는 이유

트립토판은 체내에서 세로토닌으로 변화하여 밤이 되면 멜라토닌을 부르는 수면 호르몬이 된다. 멜라토닌은 우리 몸을 수면에 적합한 상태로 촉진시켜 나가는 효과가 있다.

수면에 대한 작용을 하는 멜라토닌의 성질

멜라토닌은 아침에 햇빛을 받으면 생산량이 떨어지고 그 약 15~16시간 후에 다시 생산량이 상승하는 성질이 있다. 이 때문에 우리 몸에는 아침 햇살을 받으면 깨어나고 밤에는 저절로 졸음이 오는 구조가 갖춰져 있는 것이다.

햇빛을 안 받으면 어떻게 될까?

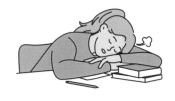

기상, 취침 시간이 불규칙하거나 커튼을 친 실내에 틀어박히는 생활을 계속하다 보면 멜라토닌 분비 사이클도 흐트러지게 된다. 그 결과 낮에 졸리거나 밤이 되어도 졸음이 없는 등의 증상이 나타나 불면증이 발생하기도 한다.

트립토판이 수면에 좋은 이유는?

트립토판은 세로토닌이라고 불리는 신경 전달 물질의 재료가 된다. 세로토닌은 낮을 중심으로 분비되어 각성시키거나 스트레스를 완화시키는 작용을 한다. 그리고 야간이 되면 세로토닌은 수면 호르몬이라고 불리는 멜라토닌으로 변환된다. 즉, 적당량의 트립토판을 섭취하는 것이 잠을 촉진시키는 작용을 하는 멜라토닌 생성에 도움이 된다. 체내에 트립토판을 섭취한 후 눈에서 빛이 들어감으로써 세로토닌의 합성이 촉진된다. 그렇기 때문에 **오전 중에 햇빛을 받는 것이 중요**하다. 낮에 햇빛을 받는 습관이 있으면 좋다. 일반적으로 취침 시각 2시간 전 기상하고 나서 14시간 경과했을 때쯤 어두운 환경이 되는 것이 신호가 되어 멜라토닌 분비가 시작한다.

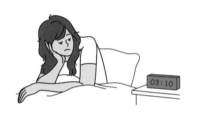

어느 정도의 섭취량이 기준일까?

식사 섭취 기준에 따르면 성인 트립토판의 필요량은 4.0mg/kg/일이다. 예를 들어 체중이 50kg이면 200mg이 기준이 된다. **트립토판을 여분으로 섭취**

해도 멜라토닌이 많이 생산되지는 않기 때문에 필요량이면 **충분**한다.

트립토판과 함께 먹는 것이 좋은 식재료가 있을까?

탄수화물(밥, 빵 등의 곡류)을 동시에 섭취하는 것이 좋다. 당질 섭취가 있으면 인슐린 분비를 촉진하여 소화관에서 혈액 속으로 유입된 트립토판의 뇌로의 이행을 돕기 때문이다.

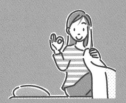

불면증에 효과적인

우리가 몰랐던 **영양소와 음식 · 2**

글리신

불면증에 중요한 아미노산이 글리신이다.

우리는 잠을 잘 때 몸 내부 온도인 심부 체온을 낮춤으로써 기분 좋은 잠을 잘 수 있다. **글리신은 이 심부 체온을 낮추는 작용**이 있는 것이다. 게다가 체내 시계에 작용하여 생체 리듬을 조절하는 작용도 있기 때문에 그 점에서도 불면증 해소에는 효과적이라고 할 수 있다.

글리신은 아미노산의 일종으로 적혈구와 간에서 중요한 역할을 하고 있다. **글리신을 섭취하면 말단 혈류가 좋아지고 열이 흩어지는 것이 원활하게 이루어져 심부 체온이 저하되어 양질의 수면으로 이끌어 준다**고 알려져 있다. 따라서 글리신은 수면을 지원하는 성질이 있다.

글리신이 많이 함유된 식재료

새우, 조개, 가리비, 오징어, 게, 청새치 등

기분 좋은 잠을 청하려면 손발 끝에서 체온을 방열하여 심부 체온을 낮출 필요가 있다. 그 때 효과적인 것이 심부 체온을 낮추는 작용이 있는 글리신이다. 글리신은 온몸에 존재하는 아미노산의 일종으로 체내 시계에 작용하여 수면 리듬을 맞춰준다.

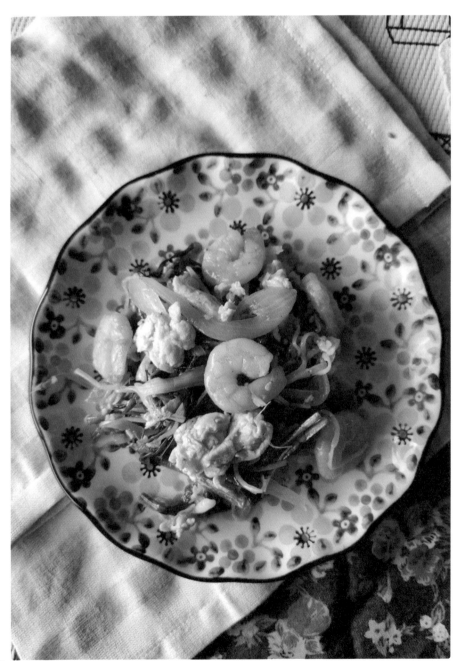

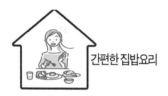

간편한 집밥요리

숙주새우달걀볶음

●준비할 재료●

숙주 2~3줌, 달걀 1~2개, 새우 10~12마리, 양파 1/2개, 청양고추 1~2개, 쪽파 1줌
[양념재료] 굴소스 2큰술, 간장 1~1.5큰술, 다진마늘 1큰술, 참기름 0.5큰술, 후추 약간, 통깨 약간
[새우밑간재료] 청주 1큰술, 소금 조금, 후추 조금

●조리순서Steps●

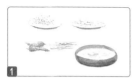

1 숙주는 깨끗이 씻어 준비하고 양파, 청양고추, 쪽파는 적당한 크기로 썰어준다. 달걀은 잘 풀어서 준비해 놓는다.

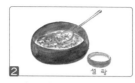

2 분량의 양념장을 모두 잘 섞어 준비해준다.(단맛을 위해 설탕이나 올리고당 살짝 추가해도 좋다)

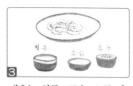

3 새우는 청주 1큰술, 소금, 후추를 조금씩 넣어 버물버물해준다.

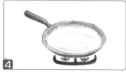

4 팬에 기름을 두르고 약불에서 달걀물을 부어 스크램블을 만들어 주고 살짝만 익힌 후 접시에 따로 담아둔다.

5 스크럼블 만든 팬에 그대로 기름을 조금 추가하고 양파 넣고 약 1분간 센불에서 볶아준다.

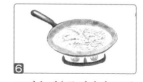

6 그 다음 새우를 넣어 약 4~5분간 새우가 익을 때까지 볶아준다.

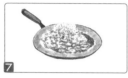

7 새우가 익으면 숙주를 듬뿍 올리고 양념장을 넣어준다.
만들어둔 스크럼블 에그, 대파, 청양고추를 넣어 약 1~2분간 뒤적거리다 불을 꺼주면 완성된다.

Tips 숙주의 아삭함이 살아 있도록 숙주를 넣고 너무 오래 볶지 않는 것이 중요하다.

침대 위에서도 할 수 있는 간단 숙면 마사지 스트레칭

잠을 잘 자기 위해서는 깊은 호흡으로 부교감 신경을 우위로 할 필요가 있다. 그렇기 때문에 효과적인 것이 복식호흡이다. 복식 호흡을 할 때는 먼저 몸에 있는 모든 숨을 내쉬는 것부터 시작해서 날숨이 흡기의 2배 길이가 되도록 의식을 해보도록 한다.

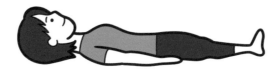

❶침대에 누워 어깨에 힘을 빼고 배에 손을 얹는다.

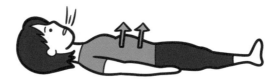

❷배가 불룩해지도록 3초 동안 숨을 들이마신다.

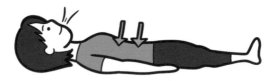

❸배가 꺼지도록 6초 동안 숨을 내쉰다.

숨을 내쉬는 시간을 길게 하면 인간의 신체는 자동으로 심박수가 떨어지게 되어 있다. 심박수가 떨어지면 자연스럽게 잠이 들 수 있다. 익숙해지면 4초 만에 들이마시고 8초 만에 뱉는다, 5초 만에 들이마시고 10초 만에 뱉는 식으로 점점 숨 쉬는 시간을 늘려간다.

침대 위에서도 할 수 있는 간단 숙면 마사지 스트레칭

일상생활과는 반대 방향으로 가볍게 움직이는 것으로 중력을 거슬러 자세를 유지하고 있는 근육을 쉬게 하는 스트레칭이다. 주로 대퇴사두근이나 복직근, 대전근 등의 긴장상태를 풀어 피로를 완화시키는 효과를 기대할 수 있어 쾌적한 수면에 들어가기 쉽다.

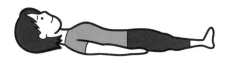

❶ 침대 위에서 벌렁 드러눕는다.

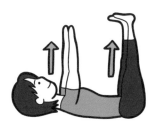

❷ 팔다리를 천장을 향해 똑바로 들어 올려 최대한 힘을 빼준다.

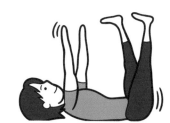

❸ 팔다리를 어슬렁어슬렁 조금씩 30초 동안 흔들어 준다.

1세트 기준으로 2회를 한다.
스트레칭 중에는 가능한 한 전신의 힘을 빼고 천천히 심호흡하는 것이 중요하다. 힘을 너무 빼서 손발이 엉뚱한 방향으로 넘어지거나 가구 등에 부딪치지 않도록 주의한다.

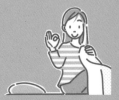

불면증에 효과적인 우리가 몰랐던
영양소와 음식 • 3

마그네슘

마그네슘은 앞서 설명한 멜라토닌 외에 수면과 관련된 호르몬인 레닌의 작용에 관여하고 있는 것으로 알려져 있다. 따라서 **마그네슘 부족 또한 수면 장애가 일어나는 원인 중 하나**로 알려져 있다. 불면증이 있는 사람들은 마그네슘을 섭취할 필요가 있기 때문에 식사나 보충제에서 적절한 양을 섭취하는 것이 중요하다.

칼슘에는 뇌신경의 흥분을 억제하는 작용이 있다. 체내 칼슘의 99%는 뼈나 치아에 존재하지만 나머지 1%는 혈액 속에 존재한다. 이 혈중 칼슘은 신경의 전달이 정상적으로 이루어지도록 유지하거나 **긴장과 흥분을 억제하여 스트레스 완화에 도움**을 주고 있다. 혈중 칼슘이 적어지면 뼈의 칼슘을 녹여 농도가 유지되기 때문에 부족함이 없지만 뼈에서 용출이 많아지면 뼈가 약해지고 골다공증이나 골절 위험도 올라가므로 칼슘을 많이 함유한 음식도 적극 섭취하도록 한다.

마그네슘은 필수 미네랄로 체내의 다양한 효소를 활성화하여 생체 유지에 기여하고 있다. **마그네슘의 부족 또한 수면 장애가 일어나는 원인 중 하나**이다.

마그네슘을 많이 함유한 식품에는 **톳, 다시마, 미역, 시금치, 아몬드, 대두, 연어** 등이 있다.

풍부한 식이섬유와 엽록소가 많은
해조류

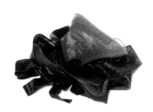

미역은 해조류 중 갈조류로 속하며 표면에 끈적끈적한 점액질이 바로 후코이단인데, 수용성 식이섬유가 풍부하게 함유되어 체내의 유해물질을 체외로 배출시켜주는 작용을 한다. 갈조류를 많이 섭취할수록 변비에 걸리지 않는 디톡스 체질로 변화된다.

또한 갈조류에는 녹색 천연색소인 엽록소 A, C가 풍부한데, 엽록소인 크로로필은 체내에 들어온 유해물질(다이옥신, 카드뮴, 납 등)이 쌓이는 것을 억제해주고 쌓인 것은 체외로 배출시켜주는 역할을 한다.

이밖에 콜레스테롤 수치를 떨어뜨려 혈관을 깨끗하게 만들어 혈관질환을 예방해주고 소화기 계통의 항암치료제로도 활용되며 비만과 성인병 예방에도 효능이 있다.

클로로필은 미역과 마시마와 마찬가지로 짙은 녹색채소인 엽채소 풍부하게 함유되어 있다.

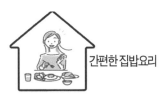

간편한 집밥요리

미역홍합국

●준비할 재료●

불린 미역 1컵, 홍합 100g, 마늘 2쪽, 물 4컵, 국시장국 4큰술, 참기름

●조리순서 Steps●

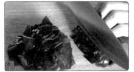

1. 불린 미역은 깨끗이 씻은 후 먹기 좋게 썬다.

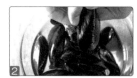

2. 홍합은 지저분한 수염을 떼어 내고 연한 소금물에 씻어 건 진다.

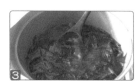

3. 냄비에 참기름을 두르고 ①의 미역을 넣어 한소끔 볶은 후 분량의 물을 넣는다.

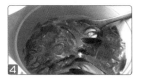

4. ③이 끓으면 홍합을 넣고 거 품을 걷어 낸 후 국시장국 4큰 술을 넣는다.

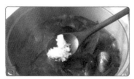

5. ④에 마늘을 다져 넣고 부족 한 간은 소금으로 맞춘다.

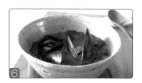

6. 맛있게 먹으면 된다.

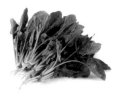

시금치는 대표적인 녹황색 채소로 유명하며, 건강에 매우 좋은 저탄수화물 음식이다. 연구에 의하면 시금치는 심장 건강을 지켜주며, 백내장과 황반변성 같은 안과 질환의 위험을 낮춰주는 것으로 나타났다. 시금치는 100g 기준으로 탄수화물이 약 4g 정도 들어있다. 조리 된 시금치 1 컵 (180g)에는 비타민 K에 대해 RDI(비타민·미네랄 1일 필요 섭취량)의 10배 이상이 들어있다.

시금치에는 100g당 23kcal로 열량이 낮고 각종 비타민과 미네랄 성분이 풍부하여 다이어트나 체중조절에 도움이 된다. 특히 시금치의 틸라코이드라는 엽록소 성분은 식욕 억제에 도움을 주며, 콜레사이스토키닌 성분은 뇌 신경에 포만감을 느끼게 하여 식욕 억제에 도움을 주기도 한다.

시금치의 베타카로틴 성분은 우리 몸에 흡수되면서 비타민A로 변환하여 눈건강 증진에 효과적이며 시금치에 함유된 칼슘, 비타민K, 엽산, 철분 등의 성분이 뼈를 튼튼하게 해주며, 시금치에 함유된 엽산 성분은 적혈구 생성을 촉진하는 조혈작용이 뛰어나 빈혈을 예방하고 개선하는 도움이 된다.

시금치에는 칼슘과 칼륨, 마그네슘이 풍부하게 포함되어 있는데 이러한 성분은 고혈압 예방에 효과적이며 또한 혈압 조절에 도움이 되는 질산염이 풍부해 심장 혈액 순환이 잘 되도록 돕는 역할을 한다.

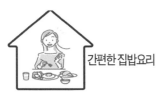

시금치된장국

●준비할 재료 ●

시금치 반단, 조개 10개 정도, 된장3큰술, 파1줄기, 물, 다진마늘 1큰술, 간장, 고춧가루

●조리순서Steps ●

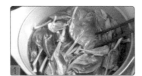

시금치는 끓는 물에 30초만 데 친다.(그 다음에 빼서 접시에 놓아둔다)

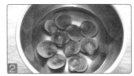

조개는 진한 소금물에 넣어놔 서 모래를 토하게 하시고 조 갯살만 샀다면 깨끗하게 씻어 준다.

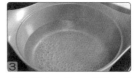

파는 쪽파로 사고, 깨끗이 씻 어서 어슷어슷하게 썰어 놓고 냄비에 물을 자작하게 붓고 물을 끓인다.

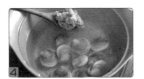

물이 끓기 시작하면 조갯살을 넣고 약 30초간을 끓인 후 된 장을 풀어주고 마늘을 넣어준 다.

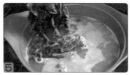

마늘이 익으면 시금치를 넣는 다.

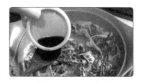

시금치가 익을 때까지 조금 더 끓인 뒤 국간장으로 간을 봐 준다.

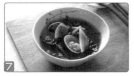

고춧가루를 한 큰술 넣어서 다시 한 번 살짝 끓이면 완성 된다.

이소티오시아네이트가 살균작용을 하는
무

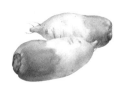

무우 효능 중 하나는 다이어트 효과도 있다. 무는 칼로리가 100g당 22kcal밖에 되지 않는 저칼로리 식품이다. 그리고 비타민과 식이섬유도 풍부하여 다이어트에 좋은 식단이 될 수 있으며, 칼륨도 풍부하여 붓기 제거 효과도 도와준다.

무에는 비타민과 미네랄을 비롯해 소화효소가 풍부하게 들어 있기 때문에 정장작용을 한다. 무를 갈 때 세포가 붕괴되는데, 이때 이소티오시아네이트가 나타난다. 갈은 무에 매운 맛이 있는 것은 이소티오시아네이트 때문이다.

이소티오시아네이트는 살균작용을 하는데, 위장 내에서 대장균과 곰팡이가 자라는 것을 방해하는 작용이 있다.

이밖에 아밀라아제와 옥시다아제 등의 소화효소도 함유되어 있기 때문에 위장의 더부룩함과 소화불량 예방과 개선에 효과가 있다.

이소티오시아네이트가 만들어질 때 필요한 효소, 소화효소 등이 있는데, 이것들은 열에 매우 약하기 때문에 가열 요리보다 생으로 먹는 것이 훨씬 좋다.

하지만 이소티오시아네이트는 장시간 두면 자연적으로 분해되면서 영양소가 감소되기 때문에 무를 갈고 나서 15분 이내에 먹어야 한다.

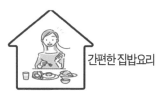

간편한집밥요리

무 다시마탕

●준비할 재료 ●

무 1개, 다시마 10cm, 표고버섯 5개, 소금 약간, 후추 약간

●조리순서 Steps ●

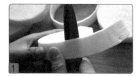

무 2cm 두께로 반달씩 썰어 껍질을 벗긴다.

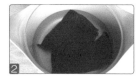

다시마·두툼한 냄비에 물 5컵을 붓고 깨끗한 행주로 잘 닦아 물속에 20분간 담가 둔다.

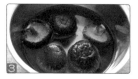

표고버섯·미지근한 물에 불리는데 그 불린 물은 버리지 말고 다시마를 담은 냄비에 넣는다.

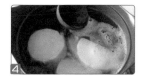

무를 다시마 속에 넣고 끓이며, 거품은 걷어낸다.

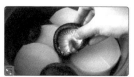

1시간쯤 뒤에 표고버섯을 넣은 후 물이 전부 줄어들지 않게 조심해서 약한 불로 끓인다.

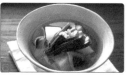

약 2시간쯤 끓이다가 소금과 후추를 넣고 간을 해서 머으면 된다.

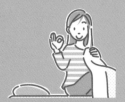

불면증에 효과적인 우리가 몰랐던
영양소와 음식 · 4

비타민 B군

비타민 B군은 자율신경을 가다듬는 효과가 있으며, 그 중에서도 비타민 B6, B12를 포함한 음식이 중요하다. 비타민 B6는 교감신경의 흥분을 억제하는 작용이 있는 세로토닌과 GABA 생성에 필요한 영양소이다. **비타민 B6를 포함한 식품 섭취는 트립토판에서 세로토닌 합성을 돕는 효과가 있다.** 비타민 B6의 하루 권장량은 남성에서는 1.4mg, 여성에서는 1.1mg이다. 또한 비타민 B12는 신경세포, 자율신경의 재료가 되는 비타민이다. 또한 세포의 유전 정보와 지질 합성에도 관여하여 신경세포의 기능을 정상적으로 유지하는 작용이 있다.

비타민 B1은 수용성 비타민의 일종이다. 비타민 B1이 부족하면 신경의 과도한 흥분과 불안감을 유발하고 수면장애 위험을 높일 수 있다. 그렇기 때문에 **불면증으로 고민하시는 사람들은 비타민 B1을 잘 섭취하는 것이 중요**하다.

비타민 B1은 **돼지고기, 콩, 보리, 곡물, 견과류** 등

비타민 B6가 많이 들어있는 음식으로는 **참치, 가다랑어, 살코기 고기, 바나나, 피스타치오, 마늘, 구운 김**

비타민 B12는 **가다랑어, 꽁치, 조개류, 간, 낫토, 숙주, 치즈**

비타민C와 비타민E는 자율신경 교란으로 교감신경이 우위에 선 상태에서는 활성산소가 체내에 쌓이면서 부교감신경이 약해지기 때문에 면역력이 떨어지게 된다. 그래서 **활성산소를 줄이는 작용이 있는 비타민C, E를 포함한 음식을 추천**한다.

낮은 칼로리와 저당질인
피망

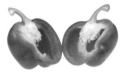

많은 영양소를 함유하고 있어 몸에 좋은 이미지가 있는 피망은 칼로리와 당질도 낮기 때문에 다이어트에 적합하다고도 하다.

피망의 100g당 칼로리와 당질량은 칼로리 22kcal, 당질량, 2.8g으로 피망 한 개당 (약 26g)을 적용하면 칼로리는 5.7kcal, 당질량은 0.7g 정도이다.

피망은 가지와 거의 동등한 저칼로리이며 저당질 재료로 수치가 낮아서 뱃살(복부지방) 빼는 식재료로 다이어트에 아주 적합하다는 것을 알 수가 있다.

피망은 항산화 작용이 강한 비타민A · E · C가 풍부하다. 녹색 피망은 베타카로틴이 풍부하고 빨간 파프리카는 캡산틴, 노란 파프리카는 루테인과 제아크산틴, 파이토케미컬 등을 풍부하게 함유하고 있다. 캡산틴은 활성화 산소를 제거하는 강력한 항산화작용으로 항암효과, 노화방지, 심혈관질환 등을 예방해준다. 루테인은 우리의 눈 건강을 지켜준다. 파이토케미컬 역시 항산화작용이 강하기 때문에 세포의 노화와 치매를 예방해주기도 한다.

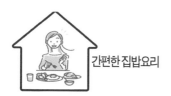

간편한 집밥요리

고추잡채요리

●준비할 재료 ●

피망 3~4개 양파 1개 버섯류(없으면 생략) 돼지고기 100g 다진 마늘, 간장, 소금 고추기름, 꽃빵

● 조리순서Steps ●

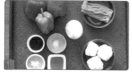

재료를 준비한다.

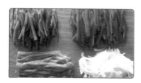

피망, 양파는 1~2mm 두께로 썰고 돼지고기는 2~3mm로 채 썬다.

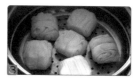

꽃빵을 미리 앉혀둔다. 약 10분 정도 찐다.

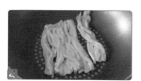

채 썬 돼지고기를 프라이팬에 고기를 볶는다.

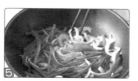

양파를 넣고 몇 번 저은 후, 나머지 피망 등을 넣고 볶는다. 돼지고기를 팬에 넣고 반쯤 익을 무렵, 마늘을 넣고 살짝 볶는다.

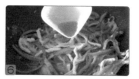

고추기름을 사용안할 것이면 간장 2/3순갈을 이때 넣는다.

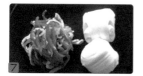

그릇에 담아내면 된다.

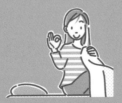

불면증에 효과적인 우리가 몰랐던
영양소와 음식 • 5

GABA

GABA(Gamma-Amino Butyric Acid)는 아미노산의 일종으로 뇌와 척수 등 중추에서 작용하는 신경전달물질이다. GABA에는 항스트레스 작용이나 신경의 흥분을 가라앉히는 작용이 있다. 따라서 **GABA를 섭취함으로써 수면의 질 향상을 기대할 수 있다.** GABA로 흥분을 억제하고 심신을 편안하게 하는 중요한 아미노산이 바로 GABA이다. 뇌와 척수에서 작용하는 억제계 신경전달물질로 뇌 내 혈류를 활발하게 하고 산소 공급량을 늘리거나 뇌세포의 대사기능을 높여 준다. 흥분을 억제하고 심신을 편안하게 하는 기능이 있기 때문에 불면증이 있는 사람들에게 **추천**한다.

많은 수면제에 GABA의 작용을 강화하는 성분이 함유되어 있는 것을 통해서도 수면의 중요성을 알 수 있다.

GABA가 많이 함유된 식재료
카카오, 현미, 토마토, 조(수수, 보리) 등 잡곡, 브로콜리, 새싹 등

아미노산의 일종인 GABA는 GABA는 중추신경의 흥분을 억제하는 효과가 있다. GABA를 포함한 식품을 섭취하면 소화관에서 혈액으로 이행된다. 하지만 혈액 속에 들어간 GABA는 혈액 뇌 관문을 통과할 수 없기 때문에 뇌에 들어가지 않는다. **뇌와 척수에서 작용하는 억제계 신경전달물질, 뇌 내 혈류를 활발하게 해서 산소 공급량을 늘리거나 뇌세포의 대사 기능을 높여 준다. 또한 흥분을 억제하고 심신을 편안하게 하는 기능이 있기 때문에 불면에 효과적이다.**

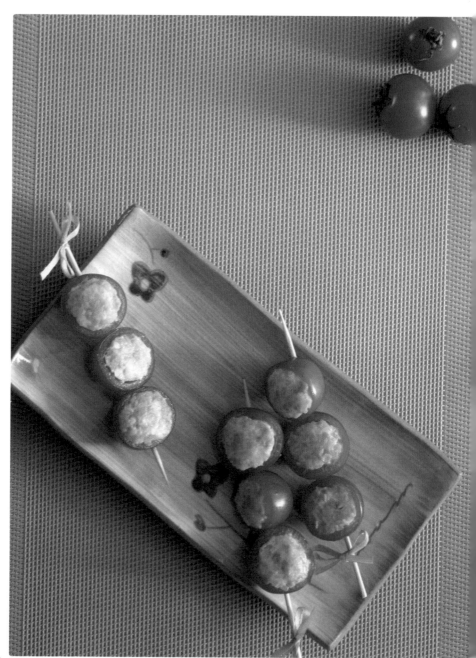

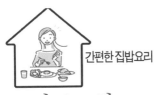

간편한집밥요리

토마토 꼬치

방울토마토 8개, 햄 3~4장, 양파, 삶은 계란 노른자, 감자, 마요네즈 3 작은술

● 조리순서 Steps ●

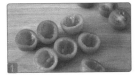

햄, 양파, 감자를 아주 잘게 잘라서 프라이팬에 같이 볶는다 동안 달걀을 삶아서 노른자만 분리해서 으깨어 놓는다.

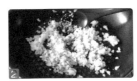

으깨어 놓은 달걀노른자와, 볶은 햄, 양파, 감자를 섞는다.

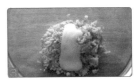

토마토를 반 잘라서 속을 빼어 놓는다.

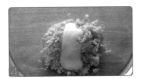

섞은 재료에 마요네즈 3작은술을 넣는다.

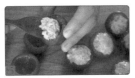

반 잘라 속을 뺀 토마토에 재료를 꾹꾹 눌러 채워 넣는다.

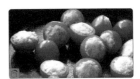

프라이팬에 약간 뜨거워질 정도로 굽는다.

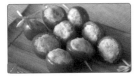

완성된 음식을 꼬지에 끼운다.

영양이 풍부하고 칼로리는 낮은
브로콜리

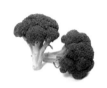

브로콜리는 타임지 선정 세계 10대 슈퍼 푸드로 선정될 정도로 매우 영양이 풍부하고 칼로리는 낮은 음식이다. 브로콜리 100g에는 탄수화물이 약 8g 들어있고, 31kcal의 열량을 가지고 있다. 섬유질을 많이 함유하고 있어 포만감에 좋은 다이어트 음식이다.

브로콜리는 100g에 37kcal로 저칼로리이기 때문에 다이어트 중인 사람들이 흔히 건강한 이미지를 가지고 있는 브로콜리를 선호하는 것이다. 또한 브로콜리100g 를 먹으면 포만감을 얻을 수 있고 저칼로리이면서도 채소 중에서는 단백질 함량이 많기 때문이다.

특히 근육을 키우면서 지방을 줄이고 싶은 분들에게 브로콜리는 인기 있는 재료이며 또한 브로콜리는 비타민, 미네랄, 식이섬유 등을 포함하므로 다이어트 중 영양 공급에 적합하기도 하다. 다이어트 중 브로콜리를 먹을 경우에는 고단백질 식재료와 함께 먹는 것이 좋다.

브로콜리는 비타민 C와 K가 높고 인슐린 저항성을 줄이고 암 예방에 도움이 될 수 있다.

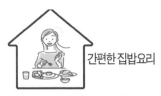

간편한 집밥요리

브로콜리샐러드

●준비할 재료●

브로콜리 300g, 양파 1/2개, 베이컨 4장, 피클드레싱

●조리순서Steps●

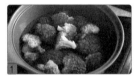

브로콜리는 먹기 좋은 크기로 자르고 소금물에 살짝 데친다.

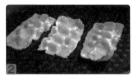

베이컨은 바짝 굽는다.

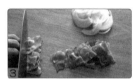

양파는 얇게 썰고 베이컨은 기름기를 빼낸 후 3cm 길이로 자른다.

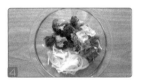

브로콜리와 양파, 구은 베이컨을 볼에 담는다.

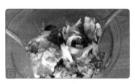

피클드레싱에 버무린다.

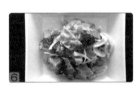

그릇에 담아 먹으면 된다.

Tips 좋아하는 드레싱으로 바꾸어도 좋다.

타임지가 선정한 10대 슈퍼 푸드 중 하나
토마토

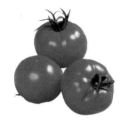

미국 타임지가 선정한 10대 슈퍼 푸드 중 하나인 토마토는 각종 비타민과 칼륨, 식이섬유가 풍부하다. 개당 22kcal 정도로 열량은 매우 낮지만 높은 포만감을 자랑해 체중 감량을 돕는다. 토마토 100g에는 5g의 탄수화물의 함유하고 있고 수많은 영양분과 활성화 물질로 가득한 건강에 매우 좋은 과일이다.

먼저, 토마토는 높은 수분 함량과 낮은 칼로리로 체내 물질 대사를 촉진하여 다이어트에 도움이 되며 식이섬유가 풍부해 소화를 촉진하고 대사 속도를 높여 체내 독소를 제거하는 것을 돕는다. 높은 비타민 C 함량으로 인해 세포 근육, 피부 등 건강에 매우 중요한 부분을 보호하는 역할을 할 수 있다.

이 밖에도 콜레스테롤 개선, 혈압 감소 등에 좋은 영향을 주며 암 세포 발생 억제 효과를 나타내어 암 예방에도 효과적이다.

특히 토마토 특유의 빨간색을 내는 라이코펜이라는 성분은 노화를 일으키는 활성 산소를 제거해 노화와 암을 예방하는 항산화 물질이다.

연구에 따르면 토마토를 꾸준히 먹으면 진행성 전립선암 발병 위험을 53% 낮출 수 있다.

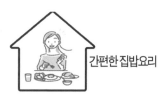

간편한 집밥요리

토마토 스파게티

스파게티 2인분, 베이컨 3~4장, 양송이 5개, 고추 1개
소금 적당량, 후추 톡톡, 올리브오일 적당량, 마늘 2쪽, 양파 1/4쪽, 토마토, 케첩(기호에 따라 고추장)

●조리순서Steps●

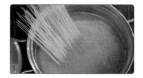

먼저 스파게티 면을 끓는 물에 소금을 넣고 약 8~10분정도 삶는다.

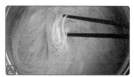

스타게피 1인분은 50원짜리 동전 넓이만큼 잡아주시면 된다.

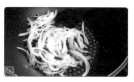

양파가 투명해질 때까지 볶는다.

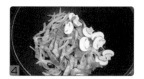

마늘은 적당히 다지고 양파는 길게 썰어서 소금, 후추, 올리브 오일과 프라이팬에 넣고 볶는다.

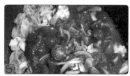

방울토마토를 8등분 정도 해서 케첩이랑 섞어서 넣는다.

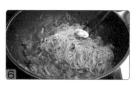

토마토가 익으면 삶아놓은 면을 넣고 2-3분 더 볶는다.

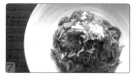

위에 모차렐라 치즈를 뿌려도 맛있다.

바로 잠이 오게 하는 마사지 포인트

팔꿈치 안쪽에 있는 혈자리이다. 자율 신경을 가다듬어 두통 등을 완화해 주고 심신에 대한 릴렉스 효과가 있다. 스트레스가 요인으로 일어난 손발의 냉증이나 현기증, 이명 등에도 효과가 있다. 손바닥을 위로 향하게 한 채 팔꿈치를 구부리고 팔 안쪽에 생긴 주름의 끝 부근을 눌러 준다. 가지런히 모은 손가락의 배로, 기분 좋게 느낄 정도로 쓰다듬는 것만으로도 효과를 기대할 수 있고, 잠자기가 쉬워진다.

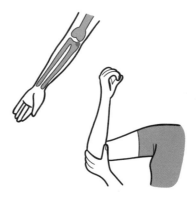

취침시간보다 30분~1시간 전의 실시하며 마음을 편안하게 하고, 그대로 잠을 잘 수 있는 방에서 한다. 천천히 심호흡을 하면서 누르며 마사지 할 때 정확한 위치에 구애받지 말고 기분 좋은 정도로 하며 통증으로 느끼지 않도록 부드럽게 눌러준다. 1회당 3~5초, 3~5회 정도를 한다.

Chapter 04

불면증에 효과적인
식습관은 무엇일까?

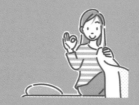

불면증에 **효과적인 식습관**

저녁 식사 후에는 3시간 정도 후에 잠을 잔다.

저녁 식사 후 바로 잠들면 밤에 수면의 질이 나빠진다. 위장이 왕성하게 작용하고 있는 동안은 깊이 잠들 수 없기 때문이다. 따라서 저녁 식사 후에는 3시간 정도 식사 후 잠을 자도록 한다.

불면증 개선을 위해서는 저녁 식사는 가능한 한 취침 2~3시간 전까지 끝내는 것이 좋다. 22시 이후에 무거운 것을 먹고 자면 아침에 잠에서 깨기가 나빠지고 일어나도 아직 속이 더부룩해서 아침 식사를 거르는 등의 악순환에 빠지기 쉽다. 야근 등으로 저녁 식사가 22시 이후가 되는 사람은 19시경에 주먹밥이나 샌드위치 등을 먹고 귀가 후에는 스프나 샐러드, 두부 요리나 생선 등 가벼운 저녁 식사를 추천한다.

저녁 식사가 아무리 해도 늦어 버리는 경우는 체내 시계를 정돈하는 의미에서도 일하는 도중에라도 정해진 시간에 식사를 하는것이 좋다.

저녁에 소화가 잘 안 되는 것을 먹지 않는다.

저녁 식사 시 소화가 잘 되지 않는 무거운 식사를 섭취하면 위의 부담이 증가하고 위산 분비가 증가하다. 이것이 수면 시 위 불쾌감이나 위산 역류를 일으켜서 입면을 방해할 수 있으므로 주의한다. 또한 저녁 식사에 적합한 식사는 가볍게 소화하기 쉬운 것이다. **질 좋은 수면을 원한다면 저녁 식사는 소화가 잘 되는 탄수화물을 중심으로 단백질이나 지방분은 적게** 하는 것이 좋다.

【불면증에 효과적인 식습관3】
트립토판을 섭취하는 량은?

하루에 약 500~600mg의 트립토판을 섭취하는 것이 불면 대책에 효과적인 것으로 알려져 있다. 따라서 삼시 세끼 든든하게 식사를 하고 적극적으로 트립토판을 섭취하도록 한다. 단 트립토판의 과잉 섭취는 위험하다. 트립토판을 과다 섭취함에 따라 세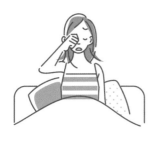로토닌이 증가하고 구토나 두통, 근력 저하 등이 일어날 수 있다. **트립토판은 몸에 필요한 영양소이지만 너무 많이 섭취하면 몸에 악영향을 미치기 때문에 주의**한다.

[불면증에 효과적인 식습관 4]
저녁 이후에는 카페인을 자제한다.

커피, 홍차, 녹차 등에 함유된 카페인에는 뇌를 자극하는 각성 작용이 있다. **카페인은 섭취 후 5~6시간은 작용하므로 저녁 이후에는 삼가도록 한다.** 녹차도 카페인 음료이므로 저녁 식사 후에 마시는 것도 숙면을 위해서는 삼가고 싶다. 카페인은 중추신경계를 자극하고 각성 상태를 유지하는 효과가 있다. 섭취한 카페인은 체내에서 분해되어도 효과가 지속된다. 따라서 저녁이나 밤에 섭취하면 수면에 악영향을 미칠 수 있기 때문에 주의가 필요하다.

[불면증에 효과적인 식습관 5]
자기 전에 술을 마시는 것은 삼가하는 것이 좋다.

알코올을 마시면 잠을 잘 자게 된다. 그러나 시간이 지남에 따라 알코올이 분해되어 혈액 속의 알코올 농도가 낮아지면 각성 효과가 나타나기 때문에 수면의 질은 나빠진다. 또한 알코올은 수면 중 소변의 양을 증가시키기 때문에 화장실에 가고 싶어 잠에서 깨기 쉽고 수면이 조각나 버린다. 알코올은 일시적으로 릴렉스 효과를 가져, 입면하기 쉽게 느낄 수 있지만, 그 후의 수면의 질에 악영향을 미칠 수 있으므로 주의한다.

먹는 시간도 중요하다. 아침에는 일어나서 1시간 이내에 먹는다.

체내 시계는 매일 아침 햇빛을 쬐는 것으로 리셋된다. 어긋나 버린 체내 시계를 정돈하기 위해서도 가능한 한 매일 정해진 시간에 일어나 햇빛을 받도록 하다.

아침 식사를 하는 시간도 중요하다. **아침에 일어나서 1시간 이내에 섭취하면 몸과 뇌가 활동을 향한 교감신경의 활발한 상태로 전환된다.**

아침에 양질의 단백질을 섭취한다.

바쁜 아침은 빵과 커피뿐이라고 하는 사람들이 많다. 또한 젊은 세대에서는 아침 식사를 섭취하지 않는 사람도 증가하고 있다. 그러나 불면증으로 고민하는 사람에게는 아침이야말로 양질의 단백질을 섭취하는 것이 중요하다.

고기와 생선, 유제품, 대두 제품 등 단백질이 풍부한 재료에는 트립토판이라는 아미노산이 많이 포함되어 있다. 트립토판은 체내에서 체내 시계를 조절하고 있는 멜라토닌이나 스트레스 반응을 완화하는 신경계와 관련된 세로토닌으로 변환된다. **아침 식사로 단백질을 섭취함으로써 트립토판을 충전하고 스트레스 관리 셀프 케어를 실행했다는 긍정적인 마음이 들어 매일 수면에도 좋은 영향을 준다**는 것이다.

아침 식사에 추천하는 것은 간편하게 섭취할 수 있는 계란이나 요구르트, 우유, 두유 등이다. 다만, 삶은 달걀은 조금 소화가 잘 되지 않지만 삶은 달걀은 좋은 선택이다.

바로 잠이 오게 하는 마사지 포인트

우물은 양쪽 손가락의 손톱 끝부분 양쪽 끝에 있는 경혈이다. 모세혈관이 집중되는 손끝을 자극함으로써 혈류 회복을 촉진하고 손끝을 따뜻하게 하면서 부교감신경을 우위로 이끄는 효과가 있다.

각 손가락에 2곳씩 있으며, 손톱이 자라는 부분에서 세로와 가로의 선을 길게 늘린 곳이 기준이다. 손톱 끝부분을 양 옆에서 엄지와 검지로 집듯이 잡고 10~20초 정도 가볍게 주물러 준다. 핸드크림 등을 몸에 바르고 해도 좋다.

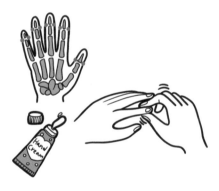

취침시간보다 30분~1시간 전의 실시하며 마음을 편안하게 하고, 그대로 잠을 잘 수 있는 방에서 한다. 천천히 심호흡을 하면서 누르며 마사지 할 때 정확한 위치에 구애받지 말고 기분 좋을 정도로 하며 통증으로 느끼지 않도록 부드럽게 눌러준다. 1회당 3~5초, 3~5회 정도를 한다.

Chapter 05

먹으면 졸리는 음식

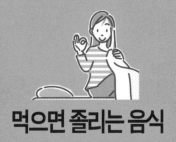

먹으면 졸리는 음식

먹으면 졸리는 음식

호두
쾌면 효과를 기대할 수 있는 음식

수면을 재촉하는 음식이다. 텍사스대 건강과학센터 샌안토니오 연구에 따르면 호두는 **천연 멜라토닌 공급원**이 된다는 결과가 발표되었다.

쾌면효과를 기대할 수 있는 음식인 이유

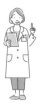 쾌면 호르몬이라고 불리는 멜라토닌 자체가 호두에 함유되어 있는 것은 아니다. 이 **멜라토닌을 생성하는 필수 아미노산 중 하나인 트립토판이 풍부하게 함유**되어 있는 것이다. 인간의 체내에서는 주위가 어두워지면 멜라토닌이라고 하는 호르몬 분비가 활발하게 되어 있다. 또, 멜라토닌의 생성을 활성화하는 필수 아미노산을 포함한 음식을 섭취하는 것으로도, 졸음을 느끼는 것에 대한 기대할 수 있다

발표에 따르면 **취침하기 1~2시간 전에 소량의 호두를 섭취하는 것을 추천한다고 한다. 또, 호두를 싫어하는 사람은 해바라기씨와 타트체리, 바나나 등도 멜라토닌의 재료가 되는 트립토판을 많이 포함하고 있기 때문에 호두가 아니라도 최고의 수면을 위해 먹는 것이 좋다.**

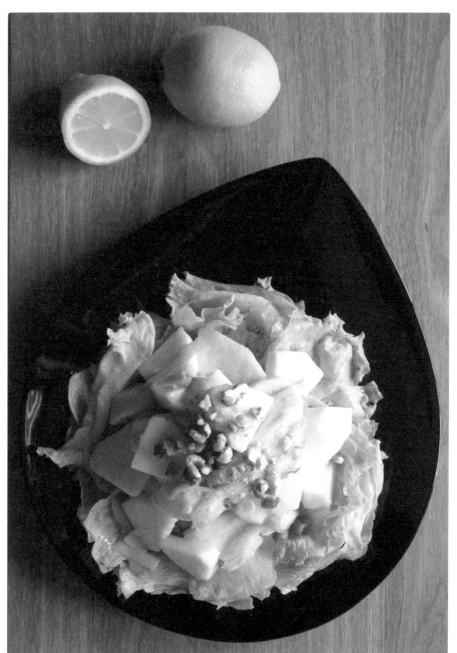

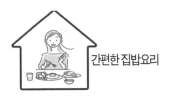

간편한 집밥요리

사과 양상추 호두 샐러드

●준비할 재료 ●

사과 2개, 샐러리 50g, 양상추 100g, 호두 적당량
[소스재료] 요구르트 적당량, 레몬 1/3개, 케첩 적당량, 마요네즈 적당량, 소금약간

●조리순서Steps ●

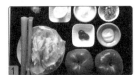

재료를 준비 한다.

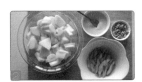

사과는 껍질째 깨끗하게 씻어서 1cm주사위 모양으로 썰어준다.

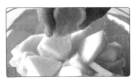

썬 사과에 레몬을 즙내서 뿌려준다.

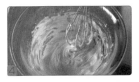

샐러리는 적당한 크기로 자르고 소스를 만들어 준비 한다.(취향에 따라 시판용 드레싱을 구입하여 사용하면 좋다)

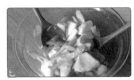

볼에 준비한 재료를 다 넣고 버무린다.

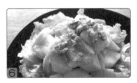

접시에 양상추를 밑에 깔고 버무린 사과샐러리를 얹고 호두를 위에 놓는다.

연어
쾌면 효과를 기대할 수 있는 음식

 수면을 재촉하는 음식인 연어는 오메가3 지방산을 풍부하게 함유한 생선으로 이 성분은 Journal of Sleep Research지에 실린 연구에서 숙면과의 관련성을 보여주고 있다. 이 연구 자체는 어린이를 대상으로 진행된 것이었지만, 전문가들에 따르면 연구 결과는 어른들에게도 충분히 들어맞는다고 하다.

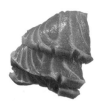

쾌면효과를 기대할 수 있는 음식인 이유

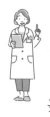

오메가3 지방산 섭취가 숙면으로 이어지는 이유에 대해서는 전문가들도 명확하게는 이해하지 못하고 있다. 하지만 오메가3 지방산을 충분히 섭취하면 멜라토닌에 의한 수면 촉진 효과가 높아질 수 있다는 것이 연구 결과에 나타났다고 하다.

이 **오메가3 지방산에 관해서는 청어와 정어리, 고등어, 굴, 농어, 새우, 랍스터, 참치, 대구 등 많은 다른 어패류에 포함**되어 있다. 또한 **생선을 싫어하는 사람은 치아시드나 아마인, 강낭콩, 계란, 닭가슴살 등에서도 섭취할 수 있다.**

흰 쌀밥
쾌면 효과를 기대할 수 있는 음식

수면을 재촉하는 음식으로 American Journal of Clinical Nutrition지에 게
재된 연구에 의하면 취침 4시간 전에 2~2/1컵(1컵 240cc)의
흰 쌀밥을 먹으면 잠을 푹 잘 수 있다고 한다. 이것은 상
당한 양이지만 실제로는 **소량의 탄수화물을 섭취하는 것만으**
로도 숙면에 도움이 될 수 있다.

쾌면효과를 기대할 수 있는 음식인 이유

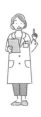 이 이유 중 하나는 행복 호르몬으로도 불리는 **세로토닌을 생성할 때**
탄수화물이 이용되기 때문이라는 것이다. The Sleep Solution(잠의 솔
루션)의 저자인 W. 크리스토퍼 윈터 의사에 따르면 이 호르몬
을 통해 우리는 온화하고 편안한 감정으로 전환할 수 있다고 한
다.

쌀에 대해서는 현미와 같은 완전 쌀이 더 건강하지만 수면에 문제를 안
고 있는 사람은 일시적으로 흰 쌀밥으로 바꿔 보는 것도 좋다. 잘 자게 되
면 다시 현미로 바꾸면 된다.

흰 쌀밥 칼로리 60% 낮추는 방법

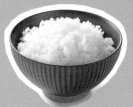

흰 쌀밥은 생각보다 높은 칼로리를 가지고 있어 다이어트 하는 사람들에겐 치명적이다. 하지만 매번 잡곡밥을 해 먹기엔 손이 많이 가 까다롭게 느껴지는 사람이 있을 것이다. 그런데 이런 사람들을 위해 흰 쌀밥의 칼로리를 절반 이상 낮추는 방법이 등장해 사람들의 이목을 끌고 있다.

쌀밥 한 공기의 칼로리가 무려 300kcal인 여기에 국과 반찬을 먹으면 적지 않은 칼로리를 매번 식사할 때 마다 섭취하는 것이다. 그래서 다이어트에는 치명적인 되는 것이다.

최근 미국 CNN 뉴스는 흰 쌀밥의 칼로리를 무려 60% 정도 낮추는 방법이 연구를 통해 공개됐다고 전했다. 스리랑카 화학공학대학의 제임스(James) 박사에 따르면 이 방법은 코코넛 오일과 냉장고만 있으면 간단히 할 수 있다.

미국 CNN 뉴스는 흰 쌀밥의 칼로리를 무려 60% 정도 낮추는 방법

1 끓는 물에 쌀을 한 컵(210g)을 넣는다.

2 쌀을 넣은 뒤에 코코넛 오일 2티스푼을 같이 넣어 준다.

3 코코넛 오일을 넣은 뒤에 20~25분 정도 끓여 밥을 완성한다.

4 밥이 완성되면 냉장고에 12시간 정도 넣어 보관 한다.

5 이렇게 냉장고에서 12시간 보관한 밥은 칼로리가 50~60% 줄어든다고 한다. (밥의 량에 따라 조절하면 된다)

이것은 체내에 에너지원으로 흡수되지 않는 저항전분을 늘리는 원리다. 쌀에는 소화가 잘 되는 전분과 잘 안 되는 저항전분이 들어있다. 전분은 탄수화물로 체내로 흡수돼 에너지원으로 사용되지만, 저항전분은 소장에서 분해 및 흡수가 되지 않아 칼로리가 없는 것과 마찬가지로 볼 수 있다. 이렇게 지은 밥의 칼로리가 줄어드는 원리는 쌀의 구성성분을 보면 소화가 잘되는 녹말과 잘 안되는 저항성 녹말로 구성되어 있는데 저항성 녹말을 소화시키는 효소가 사람에게는 없다고 한다. 그래서 저항성 녹말은 먹어도 당으로 전환되지 않고 혈류로 흡수되지 않는다고 한다.

 위에서 설명한 대로 코코넛 오일를 넣어서 만든 밥을 12시간 냉장고에 보관하면 소화가 되지 않는 저항성 녹말의 양이 10배 이상 늘어나는 결과를 가져 온다고 한다. 이렇게 만든 쌀밥을 먹으면 평소에 먹던 칼로리의 량이 절반으로 떨어지고 몸에 좋은 박테리아를 늘리수 있다고 한다.

계란
쾌면 효과를 기대할 수 있는 음식

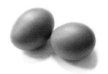

수면을 재촉하는 음식인 **계란은 비타민D를 함유한 몇 안 되는 음식** 중 하나이다. 이 비타민은 최근 연구에 의해 수면에 영향을 줄 가능성이 시사되고 있다. Sleep지에 실린 한 최신 연구에 따르면 **비타민D가 부족했던 남성은 이를 충분히 섭취했던 사람에 비해 수면장애나 수면부족을 겪는 사람이 많았다**는 결과가 나왔다.

쾌면효과를 기대할 수 있는 음식인 이유

이 이유에 대해서는 명확하지 않다. 하지만 비타민D는 수면에 영향을 미치는 뇌의 신경세포에 접근하고 있을 가능성이 있다고 한다. 참고로 미국의학연구소(Institute of Medicine)에 따르면 비타민D는 하루에 600IU(지용성 비타민에 대해 이용되는 단위)의 섭취가 권장되고 있다.

계란을 싫어하는 사람은 천연 해산물이나 그 통조림, 소나 송아지의 간, 표고버섯, 요구르트 등에서 비타민D를 섭취할 수도 있다.

핫 우유

쾌면 효과를 기대할 수 있는 음료

수면을 재촉하는 음식으로 우리는 어렸을 때 경
험한 사람들도 많을 것이다.

쾌면효과를 기대할 수 있는 음료인 이유

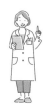

**우유에는 칼슘과 호두와 마찬가지로 필수 아미노산인 트립토판이 포함되어
있다.** 뇌의 멜라토닌 생성에 도움을 주는 것이다. 트립토판은
이 밖에도 계란 흰자나 호박씨, 칠면조 등에도 포함되어 있다.

또한 대부분의 우유에는 비타민D도 포함되어 있어 이 점에서도
숙면에 좋다는 것이다. 따뜻하게 하는 것도 수면 도입 효과는 더욱 향상
된다. 따뜻한 음료 섭취는 체온을 상승시킨다. 이 때문에 몸은 반대로 식
히려고 반응하여 졸음을 부르는 것이다.

캐슈넛
쾌면 효과를 기대할 수 있는 음식

수면을 재촉하는 음식으로 캐슈넛이 클로즈업하는 것은 미네랄 중 하나인 마그네슘이다. 이것은 대부분의 현대인에게 부족한 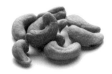 미네랄 중 하나라고 알려져 있는데, **1/4컵의 캐슈넛으로 하루에 섭취해야 하는 마그네슘의 20%를 섭취**할 수 있는 것이다.

쾌면효과를 기대할 수 있는 음식인 이유

 마그네슘 부족이 수면의 문제가 되고 있는 경우의 대부분은 수면 장애나 하지 정지 불능 증후군과의 관련이 있다. 이러한 증상은 종종 야간에 일어나 입면에 장애가 되는 것이다. 이 마그**네슘이 부족하게 되면 근육과 관련된 신경이 한꺼번에 많은 양의 신호를 내게 되고 이것이 경련이나 다리의 간질간질한 증상을 일으키기 때문**이다.

마그네슘을 풍부하게 함유한 음식은 **비트나 아몬드, 시금치, 참깨** 등이 있다.

고구마

쾌면 효과를 기대할 수 있는 음식

수면을 재촉하는 음식으로 수면에 큰 효과를 발휘하는 것이 선명한 오
렌지 과육을 가진 이 채소이다. 중간 정도의 고구마는

 **하루 권장 섭취량의 10분의 1에 해당하는 542mg의 포타슘(칼
륨)을 함유**하고 있다.

쾌면효과를 기대할 수 있는 음식인 이유

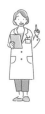 고규마에 함유되어 있는 포타슘(칼륨)은 마그네슘과 마찬가지
로 근육의 적절한 수축을 도와준다. **수면중의 다리 경련을 억제**해
주는 것이다. 또한 고구마에는 **수면으로 유도하는 세로토닌 생성에
필요한 탄수화물도 풍부하게 함유**하고 있다.

카모마일 티

쾌면 효과를 기대할 수 있는 음료

수면을 재촉하는 음식으로 좋다.

쾌면효과를 기대할 수 있는 음료인 이유

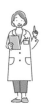
카모마일이 함유된 성분은 연구에 따라 불안과 스트레스를 완화할 수 있다고 하다. 즉, **밤새 뒤척이면서 잠이 오지 않는다는 상황을 억제**해 줄 것으로 기대할 수 있다. 또한 핫 밀크와 마찬가지로 취침 전 카모마일 티 한잔을 마시면 체온 상승과 그 후 하강의 작용으로 졸음을 촉진해 주는 것도 기대할 수 있다.

대구

쾌면효과를 기대할 수 있는 음식인 이유

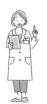

프랑스에서 오래전부터 먹던 감자와 파슬리를 사용한 대구의 브란다드에는 충분한 양의 트립토판과 흡수가 느린 당분이 함유되어 있어 순식간에 잠이 오는 최적의 음식이다. 그 외에는 크림과 대구를 이용한 요리도 좋은 아이디어이고 우유가 포함되어 있기 때문에 더욱 트립토판을 섭취할 수 있다. 대구를 좋아하지 않는 사람은 고등어, 전갱이, 연어, 참치 등을 먹으면 된다.

생선 알도 아주 좋은 음식이지만 완숙계란도 아주 좋다. 계란 흰자에는 트립토판이 함유되어 있을 뿐만 아니라 뇌 속 세로토닌의 양을 증가시키는 비타민 D도 포함되어 있다. (게다가 계란에는 기분을 개선하는 기능도 있다)

살라미

쾌면효과를 기대할 수 있는 음식인 이유

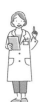

냉장고에 살라미가 남아 있다면 다행이다. 100g 살라미에는 0.9g의 트립토판이 함유되어 있어 트립토판 함량이 특히 많은 음식이다. 대부분의 육류에는 비슷한 효과가 있지만 **멧돼지 고기, 토끼 고기, 송아지 고기에는 다른 것보다 약간 많은 트립토판이 포함**되어 있다. 어쨌든 고기를 먹는 양은 가능한 한 줄일 것을 권장하고 있다.

견과류와 과일

쾌면효과를 기대할 수 있는 음식인 이유

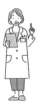

트립토판이 많은 과일에는 바나나, 대추, 망고, 코코넛 등이 있다. 견과류 오일을 샐러드에 사용하거나 견과류 자체를 샐러드에 추가해도 좋다.(아몬드, 캐슈넛, 피칸넛, 피스타치오, 해바라기씨 등)

초콜릿!

쾌면효과를 기대할 수 있는 음식인 이유

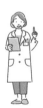

다크초콜릿(최소한 카카오 70%)를 1~2조각 먹는 것은 신체가 세로토닌을 만드는 데 도움을 주기에 최적이다. 초콜릿 속의 당분이 인슐린의 생성을 촉진하고 트립토판을 제외한 모든 아미노산이 근육으로 보내진다. 다른 아미노산이 없는 상태에서 뇌로 트립토판이 보내기 때문에 최대한의 세로토닌을 만들어낼 수 있다.

단, 조심해야 하는 것은 그 이상 먹지 않는 것이다. **다크 초콜릿에는 카페인이 함유되어 있어 심박수를 상승시키기 때문에 잠자기 전의 이른 시간에 먹는 것이 좋다.**

음료

쾌면효과를 기대할 수 있는 음료인 이유

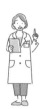 **허브 등을 우려낸 차는 잠들기 전 준비에 최적**이다. 발레리안, 패션플라워, 버베나, 산사나무, 레몬밤, 카모마일, 린덴 등도 좋다 이러한 허브에는 모두 기분을 진정시키는 작용이 있어 졸음을 유발하는 것부터 불안을 완화시키는 것까지 있다. 미네랄이 풍부한 물을 사용한다. 마그네슘과 비타민 B6가 함유되어 있으며 이 물질들은 탄수화물과 결합하여 세로토닌의 생성에 도움을 준다.

좀 더 건강에 좋은 것을 먹고 싶다면 따뜻한 우유를 한 잔 마시면 트립토판의 섭취량을 늘릴 수 있다.

바로 잠이 오게 하는 마사지 포인트

실면은 발뒤꿈치 중앙에 있는 경혈이다. 높은 신경을 진정시켜 졸음을 유발하는 효과 외에 신경증, 부종, 무릎 관절통, 하체 냉각 등에도 효과가 있다.

다른 부분보다 피부가 딱딱하기 때문에 엄지 손가락으로 눌러도 힘을 주기 어려운 경혈이다. 자극이 약하다고 느끼는 경우는 주먹의 관절 부분이나 경혈 누름봉 등을 사용하는 것이 좋다. 또한, 경혈을 강하게 밀어 넣지 않아도, 주먹으로 10~20회 정도 가볍게 두드리거나, 탕파 등으로 따뜻하게 하는 것만으로도 충분히 자극을 준다.

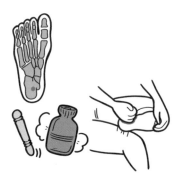

취침시간보다 30분~1시간 전의 실시하며 마음을 편안하게 하고, 그대로 잠을 잘 수 있는 방에서 한다. 천천히 심호흡을 하면서 누르며 마사지 할 때 정확한 위치에 구애받지 말고 기분 좋은 정도로 하며 통증으로 느끼지 않도록 부드럽게 눌러준다. 1회당 3~5초, 3~5회 정도를 한다.

Chapter 06

꿈을 많이 꾸면 문제가 있는
걸까?

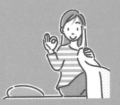

꿈을 많이 꾸면 문제가 있는 걸까?

꿈을 많이 꾸어서 힘들다고 하는 사람이 있다.

정상인이 8시간 잠을 잔다면 2시간 정도는 꿈을 꾼다. 어떤 날은 꿈을 꾸었고 어떤 날은 꿈을 꾸지 않았다고 생각한다. 그것은 꿈을 기억하느냐 그렇지 않느냐에 달려 있다. 꿈의 내용이 매우 인상 깊었다면 꿈을 기억할 확률이 높아진다. 또 꿈을 꾸는 중간중간 자주 깼다면 꿈을 기억할 확률이 높아질 것이다. 꿈꾸는 동안 경험한 것은 일단 단기기억에 저장된다. 그런데 다음날 아침에도 꿈 내용을 기억하려면 장기기억으로 넘어가야 한다. 단기기억에 저장된 것이 장기 기억으로 넘어가려면 잠에서 깨어야 한다.

꿈을 많이 꾼다는 것은 잠을 자면서 자주 깬다는 것을 의미한다. 물론 잠에서 깼다는 사실을 기억하기 힘든 경우가 많다. 정상인은 수면 중에 그렇게 자주 깨지 않는다.

대개 수면무호흡증, 주기성사지운동증 등과 같이 수면 유지를 방해하는 질환이 있는 경우 본인이 거의 기억하지 못하지만 자주 깨게 되고 꿈도 더 잘 기억하게 된다. 꿈을 꾸는 렘수면의 비율이 늘어나는 경우에 그만큼 꿈을 더 자주 기억하게 된다. **우울증이 있는 경우, 술을 마신 날 새벽에는 렘수면이 더 많이 나타나고 꿈을 더 잘 기억**하게 된다.

꿈을 전혀 꾸지 않을 수도 있을까?

정상적인 수면을 취하는 사람이 8시간을 잔다고 하면 2시간을 꿈으로 보낸다. 꿈을 꾸는 렘수면을 경험하는 것이다. 그런데 아침에 일어나서 그 꿈 내용을 기억하지 못하는 경우가 많다. 그래서 그 날은 꿈을 꾸지 않았다고 믿는 것이다. 물론 아주 드물게 렘수면이 전혀 없는 경우도 있을 수 있다. 그러나 정도의 차이는 있지만 누구나 렘수면을 경험하며, 단지 기억하지 못하는 것뿐이다.

자연 상태에서 꿈을 전혀 꾸지 않을 수는 없다. 그러나 실험적으로 꿈을 못 꾸게 만들 수 있다. 렘수면이 나타날 때마다 잠을 방해하는 것이다. 장기간 꿈을 못 꾸게 만들자 피험자에서 성격변화가 나타났다.

대개 꿈을 기억하는 경우는 그 꿈의 내용이 매우 인상적이고 자신에게 중요한 내용일 때이다. 그래서 항상 기억되는 꿈들은 뭔가 의미가 있어 보인다.

바로 잠이 오게 하는 마사지 포인트

용천은 발바닥 위에서 1/3에 해당하며 발가락을 구부려 힘을 주었을 때 가장 깊은 골짜기가 생기는 부분에 있는 경혈이다. 머리의 혈액 순환 촉진과 피로 회복, 권태감과 발의 냉증 해소에 효과가 있다.

양손 엄지손가락을 경혈에 대고 나머지 손가락 8개는 발등에 대고 발끝으로 밀어내는 이미지로 눌러준다. 힘을 주기 어려운 경우 주먹의 관절 부분이나 경혈 누름봉 등을 사용하면 제대로 누를 수 있다.

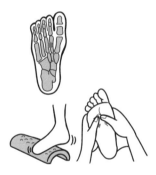

취침시간보다 30분~1시간 전의 실시하며 마음을 편안하게 하고, 그대로 잠을 잘 수 있는 방에서 한다. 천천히 심호흡을 하면서 누르며 마사지 할 때 정확한 위치에 구애받지 말고 기분 좋을 정도로 하며 통증으로 느끼지 않도록 부드럽게 눌러준다. 1회당 3~5초, 3~5회 정도를 한다.

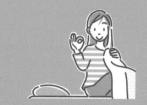

우울증이 있는 불면증에
효과가 있는 음식

우울증이 있는 불면증에 효과가 있는 음식

우울증이나 조울증 등 정서가 불안정한 것으로 인해 일어나는 불면증이다. 이런 불면증 증상에는 특징이 있다.

- 화를 내기 쉽다
- 식욕이 없다
- 목이 마르다
- 눈이 빨갛다
- 변비 등이 있다
- 또 특징적인 체질에 차가운 것을 좋아 한다는 것도 있다.

우울증이 있는 불면증에 효과가 있는 음식

전복, 오이, 토마토, 녹차, 미역, 바지락 등이 있다.

우울증이 있는 불면증에 효과가 있는 음식
오이

오이는 탄수화물 함량이 매우 적고, 수분이 풍부한 음식이다. 다른 음식에 비해서 비타민이나 미네랄이 별로 높지 않지만 쿠쿠르비타신 이라는 화합물을 함유하고 있어 건강에 유익한 영향을 준다.

오이에는 칼로리가 100g당 11kcal로 낮고 수분과 식이섬유도 풍부하여 다이어트에 도움이 된다. 식이섬유와 수분을 함유하고 있어 이는 장의 연동운동을 촉진시켜 장속의 유해물질과 숙변을 배출시키는데 도움을 주므로 변비는 물론 장건강에 도움을 주며, 플라보노이드와 이속케르시트린 그리고 칼륨 성분은 이뇨작용을 도와 몸속에 있는 노폐물과 독소의 배출을 도와주며 효과를 볼 수 있다.

오이는 항암효과에도 도움을 준다. 오이는 주로 칼로리가 낮아 다이어트에 좋은 과채류로 알고 있지만 오이속에는 큐커비타신 이란 성분을 함유하고 있어 이는 세포를 분열시키는 분자를 차단하고 억제시켜 주므로 각종 암을 예방하는데 도움이 된다.

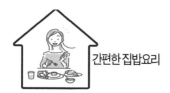

토마토 오이무침

●준비할 재료 ●

오이 1개
토마토 2개
양파 1개
노란 파프리카 1/2개

[양념재료]
깨소금 2큰술
식초 2큰술
설탕 1.5큰술
간장 1큰술
올리브오일 1큰술,
소금 1꼬집
후춧가루 1꼬집

●조리순서Steps ●

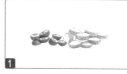

1

오이는 흐르는 물에 깨끗하게 씻으면서 잔가시를 제거하고 반으로 갈라 속을 파낸 후 1cm 간격으로 썬다.

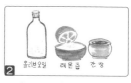

2

토마토는 꼭지를 제거하고 12등분 한다.

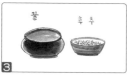

3

양파는 최대한 가늘게 채 썰고 노란 파프리카는 0.3cm 간격으로 썬다.

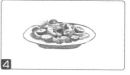

4

그다음 볼에 손질한 모든 재료와 양념을 넣고 골고루 섞으면 토마토 오이무침 완성이다.

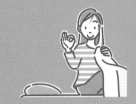

꿈을 많이 꾸는 불면증에
효과가 있는 음식

꿈을 많이 꾸는 불면증에 효과가 있는 음식

식욕이 없고 신체의 영양 상태가 나빠지면 불면증이 생긴다. 이 체질 불면증의 특징은 꿈을 많이 꾼다는 증상이다.

- 식욕부진
- 얼굴색이 좋지 않고 한밤중에 자꾸 깨기
- 가슴 두근거림
- 건망증
- 어지러움
- 피로 등이 있다.

꿈을 많이 꾸는 불면증에 효과가 있는 음식

쌀, 참마, 감자, 호박, 양배추, 당근, 닭고기, 쇠고기, 시금치, 소송채, 오징어, 문어 · 밤

해독작용으로 저칼로리인
양배추

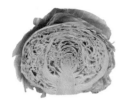

양배추 다이어트를 하는 이유 중 하나가 바로 양배추가 저칼로리식품이기 때문이다. 양배추는 100g당 31칼로리로 저칼로리며 양배추 100g에는 7g의 탄수화물을 가지고 있다. 식이섬유가 많아 다이어트 시에 찾아오는 변비에도 도움이 되며 양배추 다이어트는 일반적으로 건강하고 효과적인 다이어트 방법 중 하나로 알려져 있다. 양배추는 저칼로리이면서 영양가가 풍부하며, 식이섬유와 비타민 C, 칼륨 등이 풍부하게 포함되어 있어 건강에 도움을 줄 수 있다.

브로콜리, 배추 양배추 등는 동맥경화, 심장병, 뇌졸중 등의 심혈관 질환 예방에 매우 효과적이다. 특히 양배추에 함유되어 있는 이소티오시아네이트는 간장의 해독기능을 강화시켜주는 작용을 한다. 물론 항암작용도 한다고 하지만 간장은 체내 해독을 담당하는 곳이다. 간 기능을 향상시킨다는 것은 체내의 해독작용을 지원해주는 것이기 때문에 알츠하이머병 예방과 연결된다고 볼 수 있다. 이밖에 항산화작용이 강한 비타민C와 상한 위 점막을 복원해주는 메틸메티오닌까지 함유되어 있다.

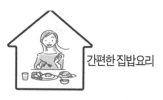

간편한집밥요리

양배추 겉절이

●준비할 재료 ●

양배추 120g, 실파 3뿌리, 고춧가루 2큰술, 설탕 1큰술, 식초 1큰술, 다진마늘 1큰술, 통깨 1큰술, 소금 약간

●조리순서 Steps ●

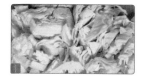

양배추는 손질하여 한 잎씩 떼어 씻은 후 한입 크기로 썬다.

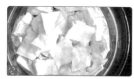

한입 크기로 자른 양배추를 얼음물에 잠시 담갔다가 건진다.

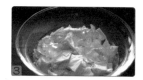

건진 양배추를 소금을 약간 뿌려 살짝 절인다.

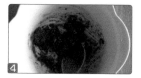

고춧가루에 물 1큰술을 넣어 갠 후 다진 마늘, 설탕, 식초를 넣어 양념을 만든다.

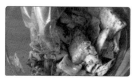

절인 양배추에 양념을 넣어 버무린다.

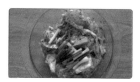

소금으로 간을 맞추고 실파와 통깨를 넣어 한 번 더 버무리면 된다.

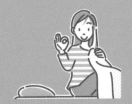

가슴이 두근거리고
잠이 오지 않는 불면증에
효과가 있는 음식

가슴이 두근거리고 잠이 오지 않는 불면증에 효과가 있는 음식

 심장의 혈류가 저하됨으로써 심박이 흐트러지고 두근거림이 일어나지만 그것과 병발하는 것이 불면증이다.

 이런 불면증 증상에는 특징이 있다.

• 가슴이 두근거리고 잠을 잘 수 없다

• 꿈을 많이 꾼다

• 긴장하기 쉽다

• 불안감 등도 출현한다.

가슴이 두근거리고 잠이 오지 않는 불면증에 효과가 있는 음식]

 쌀, 참마, 감자, 양배추, 인근, 닭고기, 소고기, 당근, 시금치 , 땅콩 , 호두
꿀

식욕 억제에 도움을 주는
시금치

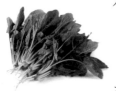

시금치는 대표적인 녹황색 채소로 유명하며, 건강에 매우 좋은 저탄수화물 음식이다. 연구에 의하면 시금치는 심장 건강을 지켜주며, 백내장과 황반변성 같은 안과 질환의 위험을 낮춰주는 것으로 나타났다. 시금치는 100g 기준으로 탄수화물이 약 4g 정도 들어있다. 조리 된 시금치 1 컵 (180g)에는 비타민 K에 대해 RDI(비타민 · 미네랄 1일 필요 섭취량)의 10배 이상이 들어있다.

시금치에는 100g당 23kcal로 열량이 낮고 각종 비타민과 미네랄 성분이 풍부하여 다이어트나 체중조절에 도움이 된다. 특히 시금치의 틸라코이드라는 엽록소 성분은 식욕 억제에 도움을 주며, 콜레사이스토키닌 성분은 뇌 신경에 포만감을 느끼게 하여 식욕 억제에 도움을 주기도 한다.

시금치에 함유된 식이섬유가 장 연동운동을 촉진하고 장내 유해 물질의 배출을 도와줌으로써 장 기능 증진에 도움이 된다. 또한 시금치의 사포닌, 마그네슘 성분은 변비 완화에 효과적이며, 데친 시금치는 베타카로틴의 체내 흡수율을 높여 변비 증상을 개선하는 데 도움이 된다.

시금치의 베타카로틴 성분은 우리 몸에 흡수되면서 비타민A로 변환하여 눈건강 증진에 효과적이며 시금치에 함유된 칼슘, 비타민K, 엽산, 철분 등의 성분이 뼈를 튼튼하게 해준다.

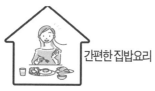

간편한 집밥요리

시금치된장국

●준비할 재료 ●

시금치 반단, 조개 10개 정도, 된장3큰술, 파1줄기, 물, 다진마늘 1큰술, 간장, 고춧가루

●조리순서Steps ●

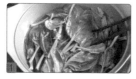

시금치는 끓는 물에 30초만 데 친다.(그 다음에 빼서 접시에 놓아둔다)

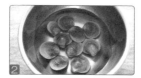

조개는 진한 소금물에 넣어놔 서 모래를 토하게 하시고 조 갯살만 샀다면 깨끗하게 씻어 준다.

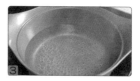

파는 쪽파로 사고, 깨끗이 씻 어서 어슷어슷하게 썰어 놓고 냄비에 물을 자작하게 붓고 물을 끓인다.

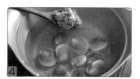

물이 끓기 시작하면 조갯살을 넣고 약 30초간을 끓인 후 된 장을 풀어주고 마늘을 넣어준 다.

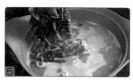

마늘이 익으면 시금치를 넣는 다.

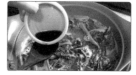

시금치가 익을 때까지 조금 더 끓인 뒤 국간장으로 간을 봐 준다.

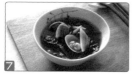

고춧가루를 한 큰술 넣어서 다시 한 번 살짝 끓이면 완성 된다.

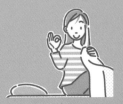

짜증이 나서 잠을 이루지 못하는

불면증에 효과가 있는 음식

짜증이 나서 잠을 이루지 못하는 불면증에 효과가 있는 음식

 밤에 잘 때 짜증이 나면 교감신경이 과도하게 높아져 불면증 증세가 나타난다. 이 과도한 교감신경의 고조는 짜증이나 불면 증상뿐만 아니라 이런 불면증 증상에는 특징이 있다.

- 가슴 두근거림
- 불안
- 잠이 잘 오지 않는 것
- 어지러움
- 이명
- 건망증
- 허리 나른함
- 갈증

짜증이 나서 잠을 이루지 못하는 불면증에 효과가 있는 음식

 버섯류, 시금치, 소송채, 아스파라거스, 감, 흰깨, 달걀, 돼지고기

버섯류

버섯은 많이 먹어도 체중이 증가하지 않은 칼로리 낮은 음식 중 하나이다. 느타리버섯 기준으로 100g에는 약 6g의 탄수화물이 있다. 그리고 버섯은 강력한 항상화제 성분을 가지고 있으며 대사 증후군 환자의 염증을 줄이는데 도움이 된다. 저 칼로리로 건강한 영양소를 많이 포함하고 있어 다이어트 식단에 적합하며 식이섬유, 단백질, 비타민B, 칼슘 등의 영양소를 함유하고 있어 건강에도 도움이 된다. 따라서 뱃살을 뺄때는 버섯을 자주 섭취하는 것이 좋다.

우리 신체가 유해물질을 체외로 배출시키는 비율은 대변으로 70~80%, 소변으로 20~25%, 땀, 머리카락, 손발톱 등에서 5%라고 한다. 이처럼 대변은 디톡스의 가장 중요한 역할을 맡고 있는 것이다. 따라서 변비개선에 많은 효과를 볼 수 있는 식품이 바로 버섯인데, 버섯에는 불용성 식이섬유가 풍부하게 함유되어 있다. 식이섬유는 물에 녹지 않기 때문에 섭취 후에도 장에서 수분이 걸러져 부피가 늘어나면서 연동운동이 원활해져 변비가 해결된다.

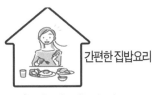

간편한 집밥요리

팽이버섯볶음

●준비할 재료●

[재료] 팽이버섯 1봉, 돼지고기 조금, 파 조금, 생강 조금
[양념재료] 참기름 1큰술, 소금 1작은술, 갈은깨 1큰술

●조리순서Steps●

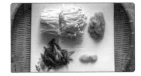

재료를 준비해서

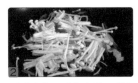

팽이버섯은 먹기 좋게 뜯어주고 파와 생강은 채썰어준다.

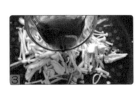

팬에 참기름1,소금1작은술넣고 잘 섞어 주어주고 팬이 달궈지면

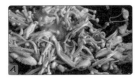

준비한 버섯과 야채를 넣고 볶는다.

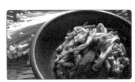

금방 볶아진다.
접시에 올려놓고 먹으면 된다.

바로 잠이 오게 하는 마사지 포인트

합곡은 손의 엄지와 검지의 갈림길 주변에 있는 혈자리이다. 자율 신경을 조절하고 스트레스를 완화함으로써 졸음을 오게 하며 두통, 어깨 결림, 눈의 피로를 비롯한 폭넓은 증상에 효과가 있다. 손등을 위로 하여 엄지와 검지의 뼈가 교차하는 골짜기 부분을 반대 손의 엄지손가락으로 약간 강하게 눌러 준다. 손가락 사이의 중앙보다 약간 검지 쪽에 있는 사람이 많고, 눌렀을 때 통증을 느끼는 장소가 기준이다.

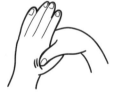

취침시간보다 30분~1시간 전의 실시하며 마음을 편안하게 하고, 그대로 잠을 잘 수 있는 방에서 한다. 천천히 심호흡을 하면서 누르며 마사지 할 때 정확한 위치에 구애받지 말고 기분 좋을 정도로 하며 통증으로 느끼지 않도록 부드럽게 눌러준다. 1회당 3~5초, 3~5회 정도를 한다.

Chapter 07

불면증에 좋은 운동

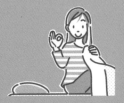

운동과 **수면의 관계은 무엇**일까?

운동과 수면의 관계은 무엇일까?

 운동과 수면에는 밀접한 관계가 있다. 운동에는 수면을 촉진하는 효과가 있고, 반면 수면을 취함으로써 더욱 효과적으로 몸을 움직일 수 있다. **또한 수면은 뇌와 몸에 가해지는 스트레스와 피로를 제거하는 작용이 있기 때문에 수면의 질을 향상시킴으로써 몸을 건강하게 유지하는 것은 물론 정신건강 향상에도 도움**이 된다.

 일주일에 2회 이상, 주당 1시간 이상 운동하면 수면장애 위험을 크게 줄일 수 있다는 연구 결과가 나왔다. 27일 아이슬란드 레이캬비크대학 연구팀은 유럽 9개국에서 10년 동안 진행된 유럽 공동체 호흡기 건강 조사의 조사 참여자 4400여명의 데이터를 분석해 이 같은 결과를 확인했다고 밝혔다.

 연구팀은 연구 대상자들의 매주 신체활동, 불면증, 야간 수면 기록, 주간 졸림 증상 등을 평가했다. 참가자들은 여성 2254명, 남성 2085명이었고, 나이는 39~67세였다.

 참가자들을 일주일에 2회 이상, 일주일에 1시간 이상 운동할 경우 활동적 그룹으로 분류했다. 또 10년간 참가자들의 활동 상태 변화에 따라 지속적 비활동, 비활동적, 활동적, 지속적 활동적 등 네 가지 그룹으로 나뉘었다.

 참가자 중 지속적 비활동 그룹은 36.9%, 비활동적 그룹은 20.3%, 활동적 그룹은 17.9%, 지속적 활동 그룹은 24.9%인 것으로 나타났다.

 분석 결과, 장기적으로 일주일에 2~3회 꾸준히 운동할 경우 불면증 위험이 낮아졌다. 매일 밤 권장 수면시간(6~9시간)을 취침할 수 있는 가능성 역시 높게 나타난 것으로 조사됐다.

지속적 활동 그룹은 지속적 비활동 그룹보다 잠들기 어렵다고 느끼는 비율이 42% 낮았고, 불면증 증상이 있을 확률은 22%, 불면증 증상이 2~3 개 있다고 답하는 비율도 37~40% 낮았다.

또 지속적 활동 그룹은 **6~9시간 수면을 취하는 비율이 지속적 비활동 그룹보다 55% 높았고, 수면시간이 6시간 이하와 9시간 이상일 확률도 각각 29%와 52% 낮았다. 활동적 변화 그룹이 정상수면을 취할 가능성도 지속적 비활동 그룹보다 21% 높아졌다.**

불면증에 대한 운동의 효과

적당한 운동은 불면증에 대해 효과적인 수단으로 여겨지고 있다. 운동에 의해 체온이 상승하고, 그 후 체온 저하가 입면을 촉진한다. 또한 적절한 운동은 수면의 질을 향상시키고 깊은 잠과 램수면의 양을 증가시킨다. 습관적으로 운동을 함으로써 잠이 잘 오고 더 양질의 수면을 얻을 수 있어 불면증으로 고민하는 사람들은 적극적으로 운동을 하는 것이 좋다. 단, 격렬한 운동은 역효과가 날 수도 있으므로 적당한 운동을 유의하기 바란다.

운동 타이밍과 불면증에 미치는 영향

운동 타이밍은 수면에 영향을 미치는 중요한 요소이다. 일반적으로는 저녁부터 밤 시간대(취침 3시간 전 정도)에 운동하는 것이 효과적이라고 알려져 있다.이 타이밍의 운동에 의해 일시적으로 뇌의 온도가 상승하고 취침 시 뇌온이 떨어지는 양이 증가한다. 이를 통해 뇌의 온도 저하가 수면의 확립을 촉진하여 보다 질 높은 수면을 얻을 수 있다.단, 취침 직전의 운동은 몸을 흥분시킬 수 있으므로 피해야 한다.

밖에 나가지 않아도 몸에 자극을 잘 주어 생활 리듬을 잡는 것은 가능하다. 일부러 운동용 매트를 살 필요는 없이 부담없이 집에서 몸을 움직여보는 것이 좋다.

평소 운동을 하고 있는데도 잠을 자고 싶은데 잠을 잘 수 없다고 고민하는 사람도 있다. 하지만 가끔 생각을 해서 잠이 오지 않을 때가 있다. 그럴 때는 의식적으로 호흡을 한다. 요점은 마인드 풀 니스이지만, 호흡이라는 한 가지 일에 집중함으로써 잡념을 없애고 졸음을 유발하는 것이다.

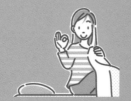

불면증에 좋은 운동

불면증에 좋은 운동

 좋은 수면을 취하기 위해 운동에 대해 질문을 받을 수 있다. 수면과 운동은 서로의 관계이다. 운동은 당신의 스트레스를 줄이는 데 도움이 된다. 또한 몸을 움직이는 것으로 낮의 활동에서 눈이 각성을 촉진하는 것, 그리고 잠의 질을 높이는 장점이 있다. 불면증으로 어려움을 겪고 있는 분들은 운동 습관을 도입하는 것도 중요하다. 생활습관병 예방에도 효과가 있다. 반면 질 좋은 수면이 있어야 피로 회복, 업무 효율 향상을 기대할 수 있다.

 바쁜 비즈니스맨은 운동할 시간을 염출하기 어려울 수도 있다. 그 때는 가급적 계단을 사용할 것, 시간이 있을 때는 가장 가까운 역의 하나 앞 역에서 걷는 것을 권장한다. 가까운 거리라면 차가 아니라 자전거로 이동하는 것도 좋은 아이디어이다. 그리고 운동 습관을 계속하는 것이 중요하다.

불면증 어떤 유형의 운동이 좋을까?

종류 특징

 유산소 운동 조깅, 빨리 걷기, 수영, 사이클링 등 오랜 시간 지속할 수 있는 운동이다. 잠을 개선하거나 불면 증상을 줄여준다. 30~1시간 정도를 기준으로 해주는 것이 좋다. 근육 트레이닝 체육관, 집 등에서 골격근을

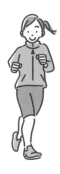

단련하기 위한 운동을 하는 것도 수면에 효과가 있다. 당신의 수면을 좋게 하거나 중도 각성 횟수를 줄이는 효과를 기대할 수 있다.

요가 복식호흡, 명상, 스트레칭 등 정해진 포즈를 취함으로써 심신에 좋은 영향이 있다. 당신을 편안하게 하고 잠자는 것을 돕습니다. 불면증 개선에도 응용된다.

운동할 타이밍에 대해서

유산소 운동을 할 때는 취침 시간 1~2시간 전까지 끝내는 것이 좋다. 운동을 함으로써 체온이 상승하지만 30~90분 경과하면 서서히 체온이 저하된다. 이때 체온이 떨어지는 것이 잠자는 것을 도와준다. 취침 시각 직전에 격렬한 운동을 끝내는 것을 피한다. 졸린데 잠을 못자는 원인이 될 수 있기 때문이다.

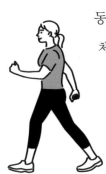

효과에 대하여

 운동을 함으로써 깊은 잠인 서파수면 및 총 수면시간이 늘어나는 것, 그리고 입면까지의 시간이 단축되는 것, 렘수면이 줄어드는 것으로 보고되고 있다.

수면의 질

 운동 요법을 실시함으로써 우울증 증상의 개선을 볼 수 있다. 불면증으로 고민하고 있는 편으로 우울증을 합병하고 있는 사람도 있다. 운동을 도입함으로써 좋은 잠을 가져오고 정신 건강의 개선을 기대할 수 있다.

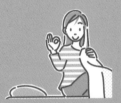

수면의 질을 높이는 10분 운동

수면의 질을 높이는 10분 운동

 집에서 할 수 있는 수면의 질을 높이는 운동이다. 10분 이내에 끝나기 때문에 자기 전에 습관을 들이는 것을 추천한다.

단곰시호흡 (1분)

단고무시처럼 등을 구부리면서 호흡을 해 등에 있는 교감신경의 긴장을 풀어주는 운동이다.

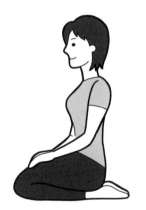

❶ 정좌를 하다.

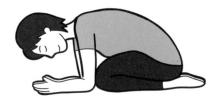

❷ 양팔꿈치를 바닥에 대다.

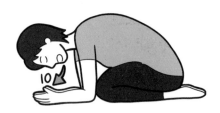

❸ 등을 구부리고 입에서 숨을 10초 쉰다.

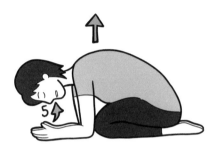

❹ 코로 숨을 5초 들이마시고 등을 부풀리다.

● **3과 4를 반복한다(4세트)**

Point 코로 숨을 들이쉴 때 등을 부풀리는 것을 의식한다.

옆구리 스트레칭 (2분)

새우등으로 찌그러진 갈비뼈 틈을 벌려 폐 확장을 도와 깊은 호흡을 할 수 있도록 하는 운동이다.

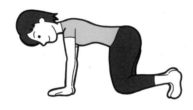

❶ 양손과 양무릎을 바닥에 댄다.

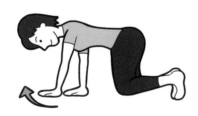

❷ 왼손을 오른손 위에 댄다.

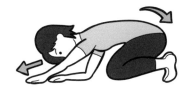

❸ 상체를 뒤로 젖히고 왼쪽 옆구리를 편다.

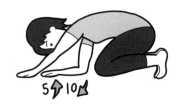

❹ 체세를 유지하고 입에서 숨을 10초 쉬고 코로 숨을 5초 들이 마신다.

- **4를 반복한대(4세트)**
- 오른쪽 옆구리를 펴는 경우는, 좌우를 반대로 한 순서로 한다.

Point 옆구리를 잘 펴고 숨을 들이마셨을 때 옆구리가 퍼지는 이미지를 갖는다.

엉덩이 스트레칭 (2분)

긴장의 원인인 허리의 휨을 개선하기 위해 엉덩이 근육을 펴고 풀어주는 운동이다.

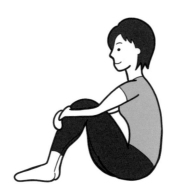

❶ 체육 앉는다.

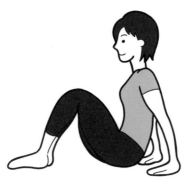

❷ 두 손을 뒤로 댄다.

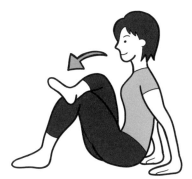

❸ 오른발을 왼쪽 무릎 위에 얹는다

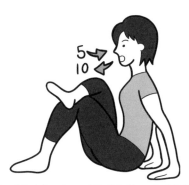

❹ 골반을 일으켜 유지하고 입으로 숨을 10초 쉬고 코로 숨을 5초 들이마신다.

● ❹를 반복한다(4세트)

● 왼쪽 엉덩이 근육을 푸는 경우는 좌우를 반대로 한 순서로 한다.

Point 엉덩이 근육을 단단히 펴고 등이 둥글지 않도록 의식을 한다.

가슴 스트레칭 (2분)

새우등으로 찌그러진 갈비뼈 틈을 벌려 폐 확장을 도와 깊은 호흡을 할 수 있도록 하는 운동이다.

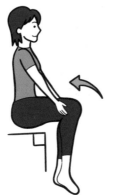

❶ 왼쪽으로 뒹굴고 무릎을 직각으로 구부리다

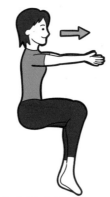

❷ 양팔을 뻗어 포개다

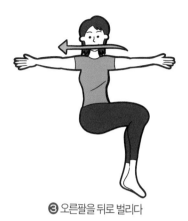

❸ 오른팔을 뒤로 벌리다

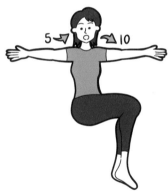

❹ 얼굴을 위로 향하게 유지하고 입으로 숨을 10초 쉬고 코로 숨을 5초 들이마신다.

● **반복한다(4세트)**

●왼쪽 가슴 근육을 늘리는 경우는 좌우를 반대로 한 순서로 한다.

Point 가슴 근육을 탄탄하게 펴고 팔을 벌릴 때 무릎이 어긋나지 않도록 한다.

릴렉제이션(13분)
근육의 긴장과 완화를 반복함으로써 전신의 힘을 빼는 운동이다.

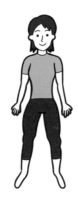

❶ 누운다.

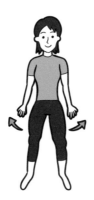

❷ 팔다리를 벌리고 편안한 자세가 되게 한다.

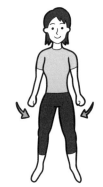

❸ 전신의 힘을 100% 주고, 5초 유지한다.

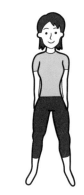

❹ 온몸의 힘을 빼고 10초 쉰다.

● **3과 4를 반복한다(4세트)**

※ 호흡은 특별히 의식하지 않고 코 호흡으로 편하게 한다.

Point 오래 지속할 경우 긴장 20%→40%→60%로 단계를 높여 나간다.

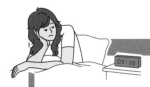

불면증 자가진단

없다-0점   약간정도-1점   중간정도-2점   심하다-3점   매우 심하다-4점

* 전부 체크하시면 결과가 나타납니다.

1. 당신의 불면증에 관한 문제들의 현재(최근2주간) 심한 정도를 표시해 주세요.

	없음	약간	중간	심함	매우심함
a. 잠들기 어렵다.	○	○	○	○	○
b. 잠을 유지하기 어렵다.	○	○	○	○	○
c. 쉽게 깬다.	○	○	○	○	○

2. 현재 수면 양상에 관하여 얼마나 만족하고 있습니까?

매우만족 ○   약간만족 ○   그저그렇다 ○   약간불만족 ○   매우불만족 ○

3. 당신의 수면 장애가 어느 정도나 당신의 낮 활동을 방해 한다고 생각합니까?
(예. 낮에 피곤함, 직장이나 가사에 일하는 능력, 집중력, 기억력, 기분, 등).

전혀 방해되지 않는다 ○   약간 ○   다소 ○   상당히 ○   매우많이 ○

4. 불면증으로 인한 장애가 당신의 삶의 질의 손상정도를 다른 사람들에게 어떻게 보인다고 생각합니까?

전혀 방해되지 않는다 ○   약간 ○   다소 ○   상당히 ○   매우많이 ○

5. 당신은 현재 불면증에 관하여 얼마나 걱정하고 있습니까?

전혀그렇지않다 ○   약간만족 ○   그저그렇다 ○   약간불만족 ○   매우불만족 ○

결과 : 총 0점 이므로 **유의할만한 불면증이 없습니다.**

결과치

0-7 : 유의할 만한 불면증이 없습니다.
8-14 : 약간의 불면증 경향이 있습니다.
15~21 : 중등도의 불면증이 있습니다.
22-28 : 심한 불면증이 있습니다.

Chapter 08

여성이 겪는 불면증은
무엇일까?

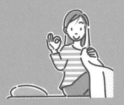

불면증 여성 1.7배, 그 이유는?

불면증 여성 1.7배, 그 이유는?

건강보험심사평가원에서 최근 5년동안 불면증으로 진료를 받았던 사람들의 자료를 분석하고 통계한 결과에 따르면 **여성이 남성보다 1.7배 불면증을 겪는 환자가 많다**고 나타났다. 특히 불면증 환자 중에서 20~30대의 경우 여성 환자가 남성보다 2.2배나 많은 것으로 집계됐다. 수면 중 남성과 여성의 뇌파를 비교해보아도 여성이 깊은 수면을 취하고 수면무호흡증에 걸리는 환자는 남성이 더 많은데 왜 여성이 불면증에 더 많이 시달리는 것일까?

그 이유는 **여성의 호르몬에 의한 경우가 많고, 나이가 듦에 따라 남성보다 현저한 신체적, 정서적 변화에 따른 스트레스가 커 잠 못 이루는 경우가 있다.**

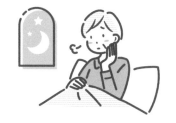

여성 불면증은 크게 임신성 불면증과 산후 불면증(우울증), 갱년기 우울증 등으로 나눠진다. 임신성 불면증은 여성은 생리와 배란, 임신, 출산 등 남성들에게는 없는 신체 변화를 겪게 되는데 이러한 생리나 배란 기간에 평소와 다른 수면리듬을 보이고, 임신 중에는 배가 불러올수록 편하게 누워 자는 것이 불편하고 위와 방광이 눌려 소화도 잘 안 될뿐더러 화장실에 자주 가게 되는 등 숙면을 방해하는 요인들이 많다.

산후 불면증은 출산이 고통스럽고 힘든 과정이었을 경우 신체적으로 극심한 피로를 경험하게 되어 생기는 경우가 있고, 밤중 수유로 인해 수면

리듬이 많이 흔들리는 때에 발생한다. 또한 아이 양육에 대한 책임감과 염려로 인한 산후 우울증의 증세 중 하나로 불면증이 나타나기도 한다.

갱년기 불면증은 여성 호르몬의 분비가 줄어들고 폐경이 되면 찾아오는 갱년기에 우울한 감정이 불면증과 동반되어 나타나는 경우가 많다. 반면, 남성들은 불면증 문제를 본질적으로 해결하기보다는 술을 마시는 방법을 택하거나 자신의 체력에 대한 과신으로 병원을 찾지 않는 경우가 많다. 그러나 술은 심신을 이완시켜 잠드는데 약간의 도움을 줄 수도 있지만 수면의 질을 떨어뜨려 피로가 해소되지 않는다.

또한, 여성의 경우 육아나 집안일 등으로 아침에 햇빛을 보지 못하는 게 문제다. 신체는 햇볕을 수면신호로 잡아주기 때문에 숙면을 취하기가 쉬워진다. 불면증의 해결방법으로 술에 의존하기 시작한다면 알코올 중독으로 나아가기 쉽고 오히려 수면무호흡증을 유발해 더욱 심각한 수면장애를 발생시킬 수 있으므로 좋은 해결방법으로 볼 수 없다.

여성도 폐경이 되면 여성 호르몬의 혜택을 받지 못하고 신체가 남성화 되므로 코골이와 수면무호흡의 남녀 차이는 거의 없어진다. 또 폐경 무렵에 급작스런 호르몬 변화에 따른 폐경기 증후군, 자녀들의 독립에 따른 '빈 둥지 증후군' 등으로 우울증상이 생기면서 불면증 호소가 늘어난다.

불면증은 여성에게 더 흔한 증상이다.

 침대에 누워도 잠들려면 긴 시간이 필요한 불면증은 여성에게 더 흔한 증상이다. 잠들기 어렵고 잠들어서도 중간에 깨기 쉬운 여성 불면증은 특별한 이유가 있다. 바로 여성의 생물학적 특성들이 수면을 방해하기 때문이다. 여성 불면증을 일으키는 뜻밖의 원인을 알아본다.

◆ 호르몬의 변화

 여성 호르몬인 에스트로겐과 프로게스테론의 수치는 성별에 따라 현저한 차이를 보인다. 특히 여성은 월경 주기 때문에 그 수치가 급격하게 변동한다. 이러한 호르몬 수치의 변화가 수면을 방해한다. 에스트로겐은 수면 조절에 영향을 미치는 다양한 신경전달물질의 통로로 기능하고, 프로게스테론은 마치 최면에 걸린 듯한 상태를 만드는 성질이 있다. 이러한 호르몬 변화가 우리 몸의 24시간 주기 리듬에 영향을 미쳐 수면 장애를 일으킬 수 있다.

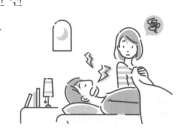

◆ 월경 동반 증상

 여성호르몬 수치가 급변하면 생리기간 여러 가지 증상이 동반된다. 특히 수면장애로 잠까지 제대로 못 자면 증상이 더욱 심해진다. 기분이 침체되고 우울하거나 불안한 감정이 들기도 하고, 젖가슴이 민감해진다거나 경련이 일어난다거나 속이 더부룩해지는 등의 증상이 심해지기도 한다. 이러한 증세는 다시 수면장애를 심화시키는 악순환을 일으킨다.

◆ 임신으로 인한 불편한 증상

임신한 여성은 신체적인 불편함 때문에 잠자는데 어려움을 느낀다. 우선 방광이 눌려 화장실에 가고 싶은 충동이 자주 들기 때문에 잠을 반복적으로 깨게 된다. 또한 수면무호흡증은 수면 중 기도가 좁아져 이를 통과하는 공기가 진동을 일으켜 생기는 수면장애로, 호흡을 멈추는 현상이 반복되기 때문에 자꾸 잠을 깨게 된다.

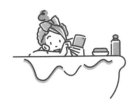

하지불안증후군은 남성보다 여성에게 흔한 질환으로 증상은 주로 밤에 나타난다. 다리가 욱신거리고 불편해서 다리를 움직이거나 주무르지 않으면 잠을 잘 수가 없다. 임신을 하면 도파민을 생성하는 뇌 영역에 철분이 부족해지는데, 이러한 철분 결핍이 하지불안증후군으로 이어진다.

◆ 육아로 인한 변화

아이를 출산하고 나면 여성은 밤새 울고 보채는 아이를 돌보기 위해 쪽잠을 자면서 아기를 돌본다. 밤에 잘 자는 나이에 도달해도 한동안 이런 상태가 지속돼 잠을 자기 어렵다.

◆ 폐경기 불면증

 자녀가 성장하고 경제적으로 안정화되기 시작하는 중년에 이르면, 여성은 폐경기에 접어든다. 좀 더 자유롭고 평화로운 시간이 지속될 것이라고 믿었는데, 폐경으로 인해 오히려 몸 상태가 나빠지고 기분이 좋지 않다. 폐경기에 이른 여성은 몸에서 열감을 느끼고 땀이 많이 나 종종 수면을 방해 받는다.

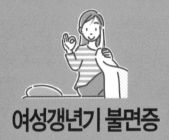

여성갱년기 불면증

여성갱년기 불면증

여성 갱년기에는 불면증을 호소하는 경우가 많다.

제2의 사춘기라고 불리는 여성의 갱년기에 흔히 호소하는 증상이 불면증이다. 성호르몬 변화에 따라 안면홍조나 심장의 두근거림, 우울감, 불안감으로 인해 밤에 깊은 잠을 이루지 못하고 자주 깨며 불면증으로 인한 고통을 호소하는 경우가 적지 않다. 건강한 수면을 취하려면 어떻게 해야 할까?

여성갱년기 불면증을 치료하는 방법은 무엇이 있을까?

◆ 기상, 취침 시간 지켜 규칙적인 수면 패턴 유지

숙면하기 위해서는 규칙적인 수면 패턴을 유지하는 것이 중요하다. 매일 비슷한 시각에 기상하고 잠들어야 정상적인 수면 리듬을 유지할 수 있다. 만약 늦게 잠들었더라도 다음날 평소와 비슷한 시간에 기상하는 것이 중요하다. 또한, 낮에 30분 이상 자는 것은 밤에 숙면을 방해하기 때문에 가급적이면 피해야 한다.

매일 규칙적으로 운동하는 것은 숙면에 도움을 준다. **낮에 30분 이상 햇볕을 쬐고 규칙적으로 운동하면 밤에 부교감신경이 활성화되어 깊이 잠들기가 수월하다.** 운동은 잠들기 3시간 전에는 모두 마쳐야 하며, 자기 전에 샤워나 짧은 반

신욕, 가벼운 스트레칭을 하면 몸의 긴장과 피로가 풀리며 숙면에 도움이 된다.

◆ **최적의 침실 환경 조성해 수면 환경 개선**

불면증이 심한 경우 숙면을 취할 수 있도록 침실의 환경을 만드는 것도 중요하다. 침실의 온도는 20~22℃, 습도는 50~60% 정도로 쾌적하면서도 적정한 온도를 유지해야 한다. 침실의 조도는 가장 어둡게 조절하고 암막커튼, 귀마개 등으로 외부의 빛과 소음을 차단하는 것에 신경을 쓸 필요가 있다. 또한, 잠들기 1시간 전에는 수면을 방해할 수 있는 TV 시청, 스마트폰 사용 등을 삼가는 것이 좋다.

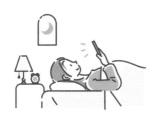

침구류는 불편함이 느껴지지 않도록 부드러운 소재로 선택하는 것을 추천한다. 적당한 쿠션감이 있는 요나 침대를 선택해야 하며, 베개는 사람마다 높이를 다르게 해야 하는데 경추를 지지해줄 수 있는 것으로 너무 높거나 낮으면 안 된다.

Chapter **09**

노인 불면증은 무엇일까?

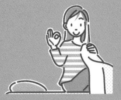

노인 불면증은 무엇일까?

노인 불면증은 무엇일까?

 나이가 들어 노년기가 되면 하루 생활주기의 생체리듬이 변하게 되는데, 특히 수면과 각성의 리듬이 크게 변한다. 생체 리듬이 당겨져서, 밤에 일찍 자고 아침에 일찍 깨는 변화가 생긴다. 밤에 잠자려고 누웠을 때도 잠드는데 시간이 많이 걸리며, 수면 효율도 감소하여 정상적인 깊은 잠의 80~85%밖에 못 자면서 중도에 깨거나 일찍 깨는 경우가 많아진다.

 불면증이란 잠을 자기 어렵거나, 충분히 잠을 잤음에도 불구하고 낮에 맑은 정신을 유지하지 어려운 상태이거나, 또는 잠자는 시간이 불규칙해서 일상생활에 어려움을 겪는 상태를 포함하는 아주 넓은 개념으로 수면장애 중에서 가장 흔하다.

 그 외에도 수면 무호흡증, 하지 불안 증후군, 렘 수면 행동장애, 주기적 사지 운동증과 같은 수면장애도 노인에서 흔하다. 노인에서의 불면증은 만성적인 문제로 이어져서 수면제를 장기 복용하는 경우도 자주 발생하고 이로 인해 낙상, 낮 동안의 졸리움, 인지 장애, 섬망(정신이 흐려짐) 등이 나타날 수 있다. 그리고 자신도 모르게 불면증을 유발할 수 있는 몇 가지 약물을 복용하고 있는 경우도 있으므로 복용하고 있는 약물에 대한 면밀한 검토가 필요하다.

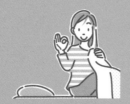

노인 불면증의 원인은 무엇일까?

노인 불면증의 원인은 무엇일까?

 평소 잠자는 시간이 불규칙한 사람이 심리적인 스트레스를 겪으면서 더욱 악화되고 결국 잘못된 잠버릇을 가지게 되면서 불면증이 발생한다. 이후 불면증을 지나치게 걱정하게 되면 신경계가 긴장하여 불면증이 지속되는 악순환을 가져오게 된다. 우울증, 불안증 및 기분장애가 있을 때도 불면증은 흔히 동반된다.

 노인에게서 흔한 코골이(수면 무호흡증), 하지 불안 증후군, 렘수면 행동장애, 주기적 사지 운동증 및 카페인 등의 식음료, 약물에 의한 불면증을 감별해야 한다. 갑상선기능저하증, 관절염 등의 질병에서도 올 수 있으며, 다약제 복용, 그리고 치매 등에서도 불면증이 동반될 수 있다.

 노인에서는 약 50%가량 불면증이 있는 것으로 알려져 있다. 그중에서

 잠들기 어렵다 37%

 수면 중에 깬다 29%

 아침에 일찍 깬다 19% 정도이며

 약 20% 정도는 낮에도 졸림을 호소한다.

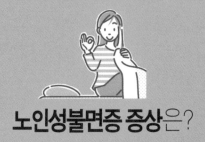

노인성불면증 증상은?

노인 불면증의 증상은 무엇일까?

잠이 들기 어렵거나, 잠이 들기는 하지만 자주 깨거나 꿈을 계속해서 꾸거나, 새벽에 너무 일찍 잠에서 깨어나는 증상이 대표적이다. 이런 증상이 있는 사람들은 잠이 모자란 상태가 되어 잠을 자고 나도 원기회복이 되지 않거나 또는 낮 시간 동안에 나른함, 피로, 졸림, 의욕상실 등이 나타난다.

노인성불면증 증상은?

밤에 자주 깬다.

나이가 들어 잠을 깊게 못 자고, 밤에 자다가 자주 일어나는데요. 이로 인해 충분한 숙면을 취하지 못하고, 다시 잠을 자는데 어려움을 겪게 된다.

일찍 잠들고 이른 시간에 깨어난다.

저녁 먹고 아직 잠잘 시간이 되지 않았는데 일찍 잠자리에 드는 어르신들이 계시는데요. 너무 이른 시간 잠을 주무시게 되면 다른 분들 다 자는 새벽시간에 잠을 깨게 돼요. 아침보다 훨씬 이른 시간에 잠에서 깨게 되면 다른 분들이 활동하는 낮 시간에 활동하는 것을 힘들어하게 된다.

낮잠을 잔다.

낮잠은 이른 새벽시간에 잠을 깨다 보니 피로감이 쌓여 낮에 잠이 쏟아지게 되는 것이다.

이렇게 수면패턴이 반복되다 보면 어느 순간 낮과 밤이 잘 구분되지 못할 정도로 심각한 불면증에 시달리게 된다.

왜 노인불면증이 생기는 걸까?

나이가 들어 불면증이 발생하는 원인에는 멜라토닌에 있다고 한다, 멜라토닌은 수면을 취할 수 있도록 돕는 호르몬의 일종인데 **나이가 들수록 멜라토닌이 이전과는 달리 분비량이 낮아지게 되고, 이로 인해 숙면을 취하기 어려워지는 것이다.**

멜라토닌은 새벽 2~4시에 가장 활발하게 분비되는데 노인들의 경우 일찍 잠들고, 이른 꼭두새벽에 일어나기 때문에 멜라토닌이 몸속에서 왕성하게 분비되지 못하면서 잠을 깊게 못 자게 되는 것이다.

또한 잠에서 한번 깨면 다시 잠을 자는 건 힘들어지다 보니 일찍 자고 일찍 깨고 낮잠 자고 이러한 패턴으로 이어지게 된다. 또한 밤에 잠을 못 자기 시작해 잠을 자야겠다는 압박감이 생기기 시작했다면 심적인 고통은 점점 심해지게 된다.

Chapter 10

어린이의 수면장애은
무엇일까?

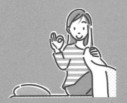

어린이의 수면장애은 무엇일까?

어린이의 수면장애은 무엇일까?

성장기 어린이는 질 좋은 수면을 취하기 위해 영양 균형이 잡힌 아침밥을 잘 먹는 것이 바람직하다. 트립토판을 포함한 식품을 아침에 충분히 섭취하면 낮 동안 세로토닌 합성이 이루어져 야간 멜라토닌 분비가 안정된다. 그 결과 체내 리듬이 안정되기 때문에 성장 호르몬 분비에도 좋은 효과가 있다.

왜 우리 아이는 통잠을 자지 않는 걸까?

4개월 정도의 아기가 잠을 못자고 자꾸 칭얼거리고 짜증이 늘어나는데. 배가 고픈것도 아니고 수면환경도 문제가 없다면 도대체 이유가 뭘까?

3개월이 지난 아기가 밤마다 숙면을 못한다면 야제증을 의심해 봐야 한다. 초보 엄마에게 가장 어려운 것이 아기 잠 재우기지만 보통 생후 3개월 전후의 아기들은 자주 깨서 울 수 있다. 하지만 **3개월이 지난 아기가 배가 고프거나 온도, 습도, 소음 등의 문제가 없는데도 밤마다 숙면하지 못한다면 야제증을 의심해 봐야 한다.**

아기가 잠을 못자고 뒤척이면 계속해서 칭얼거리고 짜증이 늘어나고 뿐만 아니라 성장에도 아주 큰 영향을 미친다. 출생 후 만 3세까지는 1차 급성장기로 일생 중 성장 속도가 가장 빠른 시기이다. 성장호르몬 분비가 왕성하게 이루어져야 하는데 성장호르몬은 수면 초반부의 논램수면 구간에서 가장 많이 분비된다고 한다. 따라서 **자주 깨고 숙면하지 못하는 아이들은 성장호르몬 분비가 떨어지고 자연스럽게 성장 지연**으로 이어지는 것이다.

그렇다면 우리 아이는 왜 야제증 증상을 보일까? 아이의 기질과 몸 상태, 체질에 따라 다양한 이유가 있다.

▲ 심장에 열이 많은 아이

심장에 열이 많은 아이들은 몸을 젖힌 상태로 눈을 감고 심하게 울거나 울음이 잘 달래지지 않는 경우가 많다. 또, 다른 아이들에 비해 **얼굴이 유난히 붉거나 손발이 뜨겁고 몸에 열이나 땀이 많아 집안이 조금만 더워도 자주 깨는 특징**을 보인다. 만약 아이가 이런 증상을 보인다면 잠자리 온도를 평소보다 시원하게 해주고 단 음식, 인스턴트식품 등 몸을 덥게 하는 음식은 삼가야 한다.

▲ 예민한 아이

평소 낯가림이 심하고, 작은 일에도 잘 놀라는 아이들도 야제증으로 고생하기 쉽다. 이런 아이들은 **보통 단체생활 시작하면서 야제증이 나타나고, 자다가 깜짝 놀라서 깨고 우는 등의 증상**을 보인다. 낮에 큰소리를 들었거나 교통사고 등으로 놀랐을 때도 일시적으로 이런 증상을 보일 수 있다. 이럴 때는 당분간 낯선 장소나 사람을 접하는 것을 피해주고 평소보다 많은 대화와 스킨십 등으로 심리적 불안감을 해소시켜줘야 한다.

▲ 소화기가 약한 아이

입 냄새, 변 냄새가 심하고 자다가 몸을 웅크리며 우는 아이라면 소화기의 문제를 의심해볼 수 있다. 이런 아이들은 **구토나 설사 증상이 잦고 손발이 차가우며 먹는 양이 적다는 특징**이 있다. 이렇듯 소화기 쪽 문제로 잠을 잘 못 자는 아이들은 자기 전 최소 2시간이라도 공복 상태에서 재우는 것이 중요하다. 물 이외의 음식은 되도록 섭취를 삼가야 한다.

▲ 코 막힘, 호흡기 질환으로 고생하는 아이

콧물, 코 막힘 증상으로 숨 쉬기가 불편할 때에도 아이가 숙면하기 힘들 수 있다. 이런 아이들은 **식욕저하 증상을 함께 보이거나 열이 나기도 한다.** 보통은 호흡기 증상을 개선해주면 다시 잘 자는 경우가 많다. 따라서 감기나 비염 증상을 보인 후 야제증이 생겼다면 우선 호흡기 증상 개선에 신경 써야 한다.

아이의 코골이는 왜 생겨날까?

정상적인 아이들의 20%도 때때로 코를 골며, 7~10%의 아이들은 매일 밤 코를 곤다는 연구조사가 있다. 많은 경우에 있어서 이러한 아이들은 매우 건강 한다. 그러나 코를 고는 아이들 중 약 1%는 잠자거나 숨 쉬는 데 문제가 있다. 부모로서 당신은 아이들의 수면과 코고는 양상에 대해 알아야 한다.

코를 골 때 힘들게 숨 쉬는 아이들은 폐쇄성 수면 무호흡(저호흡)증으로 고통을 받는다. **폐쇄성 수면 무호흡증이 있는 아이들은 코를 골 때 씩씩거리고 헐떡거리며 숨을 들이쉴 때마다 가슴이 움푹 들어가는 증상이 보일 수도 있다.** 폐쇄성 수면 무호흡증은 자는 동안에만 관찰된다. 이러한 호흡의 멈춤이나 감소는 자는 동안 목구멍이 좁아지거나 완전히 막혔을 때 나타난다.

우리 아이가 코를 곤다면 어떻게 심각한지 알 수 있을까?

수면 전문가들은 코골이를 일차성 코골이와 폐쇄성 수면 무호흡증을 보이는 코골이로 나눕니다. 일차성 코골이는 정상적이며, 위험하지 않다. 그러나 폐쇄성 수면 무호흡증은 심각한 상황이다. 폐쇄성 수면 무호흡증이 있는 아이들은 밤에 잘 자기 어렵고, 주간에 행동적인 문제가 나타난다. 진단되지 않은 폐쇄성 수면 무호흡증은 학교생활에 문제를 일으킬 수 있고 성장지연, 그리고 혈중 산소 포화도 감소로 심부전을 유발할 수 있다. 남아, 여아 모두 폐쇄성 수면 무호흡증으로 고통 받을 수 있다. 그리고 폐쇄성 수면 무호흡증과 동반되는 증상들은 다음과 같다.

- 이상한 자세로 잠을 잔다.(침대에서 고개가 늘어 떨어지거나, 많은 베개를 포개놓고 잠자기, 엎드려서 잔다)
- 크게 자주 코골기
- 밤에 자는 동안 숨을 잠깐 멈추고 그 후 헐떡대거나 숨을 크게 들이쉬거나 완전히 잠에서 깬다.
- 수면 중 땀을 많이 흘린다.
- 자고 일어나면 자고 있는 위치가 바뀌었을 정도로 많이 움직이고 뒤척인다.
- 입을 벌리고 자거나 침을 흘리고 아침에 일어나면 입이 말라있다.
- 잘 때 이를 간다.
- 야뇨증이 있다.
- 밤에 자다가 일어나 소리를 지르고 사람을 잘 알아보지 못하는 야경증이나 몽유병이 자주 있다.
- 학교생활이나 행동의 문제-주위가 산만하고 집중력이 떨어진다.
- 편안하게 잠을 자지 못하고 깊은 잠을 자지 못하며 자주 뒤척인다.
- 충분히 긴 시간동안 잠을 잤는데도 아침에 일어나기 어렵다.
- 낮에, 특히 오전 중에 두통이 있다.
- 짜증이나 화를 잘 내고 신경질적이거나 공격적이다.

• 학교나 집에서 쉽게 졸거나 잠든다.

• 주의력결핍 과다행동장애와 같은 집중력장애와 과도한 행동을 보임.

이러한 증상들의 일부는 집중력 장애, 과도한 행동, 신경질적인 모습을 보이는 주의력결핍 과다행동장애와 유사하다. 사실 어떤 아이들은 폐쇄성 수면 무호흡증으로 고통 받고 있는데 주의력결핍 과다행동장애로 잘못 진단되어 약을 복용하기도 한다. **폐쇄성 수면 무호흡증은 주의력결핍 과다행동장애와 동반될 수도 있고, 실제로 주의력결핍 과다행동장애 증상을 악화**시키기도 한다.

어린이의 수면무호흡과 코골이의 원인은 무엇일까?

목구멍을 좁게 또는 느슨하게 만들 수 있는 어떤 것이든지 폐쇄성 수면 무호흡증을 야기할 수 있다. 편도나 아데노이드가 커져있는 경우나 안면 및 턱의 기형이 있거나 턱이 매우 작은 경우 폐쇄성 수면 무호흡증이 잘 생길 수 있다. 수면 무호흡은 다운 증후군 및 다른, 신경계와 안면구조에 영향을 줄 수 있는 선천성 이상을 가진 아이에게 흔히 동반된다.

알레르기와 코가 막힌 증상은 코골이를 야기하며, 드물게 폐쇄성 수면 무호흡증을 유발한다. 그러나 어린 아이들이 **코가 막혀 지속적으로 입으로 숨을 쉬는 경우는 얼굴의 성장이 지연되어 턱이 작아져 장차 수면무호흡이 생길 수 있으므**

로 알레르기가 있다면 치료를 받는 것이 중요하다. 어떤 진정제들은 폐쇄성 수면 무호흡증이 있는 아이에게 심각한 코골이 및 느린 호흡을 야기한다.